高齢者のための新しい向精神薬療法

著
David A. Smith, M.D.

監 訳
上田 均　酒井 明夫

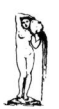

星 和 書 店

Seiwa Shoten Publishers

2-5 Kamitakaido 1-Chome
Suginamiku Tokyo 168-0074, Japan

New Directions
In Geriatric Psychopharmacology

by
David A. Smith, M.D.

Translated from English
by
Hitoshi Ueda, M.D.
Akio Sakai, M.D.

English edition copyright ©2000 by Manisses Communications Group, Inc.
Japanese edition copyright ©2003 by Seiwa Shoten Publishers, Tokyo

監訳者序文

　本書は，米国で2000年に出版された，新しい向精神薬を中心とした高齢者の薬物療法についてのハンドブック，David A. Smith "New Directions in Geriatric Psychopharmacology" を翻訳したものである。

　本書は，高齢者に用いるべき向精神薬の種類と量，使用方法を具体的に示していること，高齢者の精神疾患の病因仮説，病態の特徴，薬物選択に際しての根拠が明示されており，まさに高齢者に対する向精神薬療法の指針といった特徴を有している。さらに，日本に導入されて間もない，あるいは今後導入される可能性のある向精神薬（新規抗精神病薬，SSRI，SNRIなど），さらに生薬などを含む向精神薬以外の薬物についての，作用・副作用プロフィールや使用方法・使用感などがわかりやすく記載されている。

　以下に，本文各章ごとの簡単な要約を示す。

　第Ⅰ章「序説」では，米国のBeers規準案に基づいた高齢者に不適切な薬物，長期ケアにおける包括支払い方式・介護所要項目・メディケア，向精神薬の薬物経済学的研究について概説されている。

　第Ⅱ章「アルツハイマー病治療における革新」では，tacrine，donepezil，開発中のrivastigmine，physostigmine，metrifonateなどのアセチルコリンエステラーゼ阻害薬，MAO-B阻害薬，抗炎症薬，エストロゲン，ビタミンE，さらにイチョウ葉エキスについて記載されている。

　第Ⅲ章「睡眠障害治療における発展」では，triazolam，flurazepamなどのベンゾジアゼピン系睡眠薬，zolpidemなどの非ベンゾジアゼ

ピン系睡眠薬, さらに日本では抗うつ薬として使用されているtrazodone, 世界的に一時ブームを巻き起こしたメラトニンなどについて記載されている.

第Ⅳ章「うつ病に対する理解と治療の進歩」は, 著者が最も心血を注いだとみられる章で, うつ病の頻度, 痴呆との関連, 遺伝的・神経化学的成因仮説, 加齢に関係した代謝変化, うつ病の診断, 非薬物療法, 薬物療法の進め方, MAO阻害薬, 三環系抗うつ薬, SSRI（fluoxetine, sertraline, paroxetine, fluvoxamineなど）, bupropion, venlafaxineなどの新規抗うつ薬など, 各種抗うつ薬の作用機序・特徴, 増強療法, チトクロームP450と薬物相互作用, セロトニン症候群をはじめとする抗うつ薬による有害事象, コンプライアンス, サービス・デリバリー, 双極性障害の治療など, 実に多岐にわたる内容を詳細に記述している.

第Ⅴ章「精神病治療における改良点」では, 高齢者における非定型抗精神病薬の優位性, 抗精神病薬の副作用と高齢者における特殊な感受性, 新規抗精神病薬への切り替え方法, clozapine, risperidone, olanzapine, quetiapineなど各種新規抗精神病薬の特徴などについて記載されている.

全体を通じて, 向精神薬療法についての広範で系統的な知識を習得できると同時に, 新しい向精神薬についての具体的な使用方法・使用感を知ることができる. 通読してみると, 高齢者医療に対する明確なポリシーをもった, 熟練の先輩医師に懇切丁寧に薬物療法について教授してもらっているような印象がある.

最後に付章として, 本書で扱われてはいないが, 日本における高齢者に対する向精神薬療法として重要と思われる薬物について概説を加えた.

近年，日本では高齢化社会を反映して，精神科のみならず，あらゆる診療科において，高齢患者を診療する機会が増加している。高齢者は向精神薬療法に関して，効果が出現しにくく副作用が出現しやすいという特徴を有している。ここ数年，従来薬と効果は同等かそれ以上で，有害な副作用が少ない，SSRI，SNRIや新規抗精神病薬などの新しい向精神薬が日本にも相次いで導入されてきた。こうした新しい向精神薬は，有効性や安全性が高く，高齢者に対しても若年者以上に恩恵をもたらすと考えられる。しかし，日本においてはまだ，これらの新しい向精神薬を高齢者に用いることについては経験や知見が乏しい現状にある。こういった観点からも本書は，高齢者を診療する機会が多いすべての臨床医にとって非常に実用性が高いのではないかと思われる。さらに，こうした高齢者に対する薬物療法に習熟すれば，若年者ではさらにその効果が期待できるのではないだろうか。

　本書が，精神障害に苦しむ日本の高齢者の診療に少しでも役立ってくれれば，訳者一同，望外の喜びである。

2003年2月

上　田　　　均
酒　井　明　夫

= 目　次 =

監訳者序文　iii

I　序　説 —————————————————1
1. 老年精神薬理学の新しい指針　1
2. Beers規準薬　2
   (1) 不適切な薬物　3
   (2) Meprobamate　4
   (3) Diphenhydramine　5
   (4) Ergot mesyloids　5
   (5) バルビツール系薬物　5
   (6) β遮断薬　6
   (7) Methylphenidate　7
   (8) 向精神薬　8
   (9) 抗コリン薬　9
3. 長期ケアのための包括支払い方式　10
4. 長期ケアにおける介護所要項目（MDS）　13
5. 管理医療メディケア　15
6. 向精神薬の薬物経済学的研究　16

II　アルツハイマー病治療における革新 ———— 19

1. はじめに　19
   - (1) 痴呆　19
   - (2) うつ病　19
   - (3) 精神病　20
2. 治療　21
   - (1) Tacrine　21
   - (2) Donepezil　23
3. モニタリング　23
4. 薬物経済学　24
5. 開発中の薬物　25
   - (1) イチョウ葉エキス　26
   - (2) ビタミンE　26
   - (3) Selegiline　27
   - (4) 抗炎症剤療法　27
   - (5) エストロゲン　28
6. 痴呆の予期しない攻撃性に対する薬理学的管理　28

III　睡眠障害治療における発展：鎮静・睡眠薬 ———— 31

1. はじめに　31
2. ベンゾジアゼピン系薬物　31
   - (1) Triazolam　33
   - (2) Flurazepam　33

(3) Estazolam　33
  (4) Temazepam　34
3. 非ベンゾジアゼピン系薬物　34
  (1) Zolpidem　34
  (2) Zaleplon　35
4. その他　36
  (1) Trazodone　36
  (2) メラトニン　37
  (3) ワレリアナ根　38

Ⅳ うつ病に対する理解と治療の進歩：抗うつ薬，増強療法，気分安定薬 ―― 39

1. はじめに　39
2. うつ病と痴呆　41
3. うつ病の遺伝学的，神経化学的仮説　44
4. エストロゲンとうつ病　45
5. 抗うつ病の分類　46
  (1) モノアミン酸化酵素阻害薬（MAOI）　46
  (2) 三環系抗うつ薬　46
  (3) 選択的セロトニン再取り込み阻害薬（SSRI）　47
  (4) その他　47
6. 抗うつ薬の薬物経済学　48
7. 加齢に関係した代謝変化　49

8. うつ病の診断　49
   (1) 方法　56
9. うつ病の非薬物療法　56
10. うつ病治療における薬物療法の進め方　58
    (1) 抗うつ薬治療計画　59
    (2) 治療期間　61
11. 薬物療法　61
    (1) モノアミン酸化酵素阻害薬（MAOI）　61
    (2) 三環系抗うつ薬　62
    (3) 選択的セロトニン再取り込み阻害薬（SSRI）　62
       a. 作用機序　63　　　　b. 効果と副作用　65
       c. Fluoxetine　68　　　d. Sertraline　70
       e. Paroxetine　70　　　f. Fluvoxamine　71
       g. Citalopram　71　　　h. SSRIによる離脱症候群　72
    (4) 新規抗うつ薬　73
       a. Bupropion　73　　　b. Methylphenidate　74
       c. Mirtazepine　75　　d. Nefazodone　76
       e. Trazodone　78　　　f. Venlafaxine　78
12. 増強療法　80
13. チトクロームP450系と抗うつ薬　82
14. 薬物相互作用　83
15. セロトニン症候群　88
16. 身体合併症　89
    (1) 薬物療法の有害性　89
    (2) 薬物療法の有益性　92

17. コンプライアンス　94
18. サービス・デリバリー　96
19. 双極性障害の治療　97
   (1) 気分安定薬　99
       a. Lithium　99
       b. Carbamazepine　101
       c. バルプロ酸　101
       d. Clonazepam　102
       e. Verapamil　102
       f. Buspirone　103
       g. Gabapentin　103

V　精神病治療における改良点 ―――――― 105

1. 非定型抗精神病薬　105
2. 高齢者における精神病の疫学　109
3. 抗精神病薬の副作用と高齢者の特殊な感受性　111
4. 運動障害　113
5. 錐体外路症状　114
6. 非定型性　115
7. 選択性　116
8. 多面性発現：非定型抗精神病薬による
   有効性における改善　117
9. 新規抗精神病薬への切り替え：漸減・漸増　120
10. 薬物経済学　121

11. 特定の非定型抗精神病薬の選択　122

(1) Clozapine　122

(2) Risperidone　123

(3) Olanzapine　124

(4) Quetiapine　125

(5) Sertindole　126

(6) Ziprasidone　126

(7) Loxapine　127

Ⅵ　結　語 ————————————129

付　章 ————————————133

参考文献　136

I

序　説

1. 老年精神薬理学の新しい指針

　老年精神病理学に関する著者のシリーズ[1]が上梓されてからすでに数年が経過した。そして，薬物療法における数多くの新しい選択肢が，治療上の主要な領域において開発されてきた。すなわち痴呆に対するコリンエステラーゼ阻害薬，鎮静・催眠薬，抗うつ薬および抗精神病薬などである。さらには，高齢者全般にみられるものの，精神医学的には特に診断名がつかないような種類の興奮に有効な薬物治療の戦略も登場している。これらの新しい薬物には，薬理学的動態において大きな相違点があり，それによって旧来の薬物に優る有用性と安全性を有している。いくつかの新薬では，薬効自体も向上している。つまり，実際，これらの新薬は標的となる精神症状に対して従来とは異なる，あるいはより優れた働きを示し，またその大部分は副作用プロフィールが従来と異なっているか，あるいは改良がなされている。副作用に関する安全性の向上は，有用性の増大といいかえることもできる。というのも，副作用は患者のコンプライアンスを減少させ，医師にとって最適と思われる量まで薬を増量することを妨げ，患者と医師のいずれか，もしくは両者が治療を全

うせずに中断してしまう状況をもたらすと考えられるからである。

　われわれの老年精神病理学のシリーズが刊行されたあと，不安治療においてもいくつかの重要な変革があった。その変革については本書の抗うつ薬の項（第Ⅳ章）で述べるとする。現在では，従来の抗うつ薬のいくつか，そして新薬のいくつかが，特定のセロトニン受容体のダウンレギュレーションにより有意な抗不安作用を有することが知られている。これらの薬物は，純粋な不安状態やうつ病に合併した不安の治療に用いることができる。

　ベンゾジアゼピンおよびbuspirone（5HT$_{1A}$作動薬）は，ほとんどの不安状態に対して第1選択薬ではないにせよ，引き続きその重要性を維持している。しかしこの領域の薬物に関しては，重要な治療上の選択肢が特段増えることはなかったため，ここではそれらの将来について論じることはしない。

　1987年の包括財政調整法（Omnibus Budget Reconciliation Act of 1987: OBRA '87）に含まれている向精神薬の使用方法に関する「研究者のためのガイドライン」は，今日でもその効力を維持している。しかし，これから論ずる新薬の大半については，通常の最大投与量こそガイドラインに付加されたものの，その老年精神薬理学における新機軸に関しては，まだ新しい規準が定まっていない。

2．Beers規準案

　読者は，米国の介護施設入所中の高齢者に対する薬物処方の規準が連邦医療財政局（Health Care Financing Administration: HCFA）によって考案されている最中であり，作成にあたって一般意見を求

めていることをご承知のことと思う。規準案では精神薬理作用を有するある種の薬物とともに、数多くの精神科領域外の薬物が「不適切」とされる可能性がある。この規準案は、Mark H. Beers博士の名にちなんでBeers規準案という略称で呼ばれて議論されている。博士は「高齢者に用いられる薬物療法の潜在的な不適切さを判定するための明確な規準」("Explicit criteria for determining potentially inappropriate medication use by the elderly")[2]という、この分野における先駆的な論文の著者である。精神薬理作用を有する薬物における変革が進めば、旧来用いられていた薬物は明らかに第2選択や第3選択へと格下げされ、また全く不適切なものであるとされる可能性もある。

(1) 不適切な薬物

規準の原案では、flurazepam (Dalmane, インスミン, ダルメート, ベノジール), diazepam (Valium, セルシン, ホリゾン), chlordiazepoxide (Librium, コントール, バランス), clorazepate (Tianxene), clonazepam (Klonopin, リボトリール, ランドセン), quazepam (Doral, ドラール) およびhalazepam (Paxipam) といった、きわめて長い半減期を有する長時間作用型のベンゾジアゼピン系薬物は、高齢の患者群には全く不適切だとみなされる可能性がある。

多剤併用によって起こりうる有害反応や鎮静、転倒事故の増加、眠気、運動失調、倦怠、錯乱、筋力低下、ふらつき、めまい、失神および心理社会的変化の重症度は高いと考えられる。また、薬物の併用－chlordiazepoxideとamitriptyline (Limbitrol, トリプタノール), chlordiazepoxideとclidinium (Librax) などの問題について

も指摘がなされている。

Amitriptyline（Elavil，トリプタノール），doxepin（Sinequan）およびamitriptylineとperphenazine（Triavil，PZC）の併用は，高齢者には不適切と判定されるかもしれない。これらの薬物は著しい抗コリン作用と鎮静催眠作用を有するため，重度の薬物有害反応を生じる可能性が高い。これらの薬物の副作用としては，口渇，眼のかすみ，尿閉，便秘，錯乱，幻覚およびせん妄，不整脈に伴うQT間隔の延長などがあげられ，このため高齢者のうつ病における第１選択薬とはなり難い。

著者は，これまで述べてきたことがほとんどの症例に当てはまる一方で，これらの療法が推奨される患者も少数いると考えている。すべての高齢者が脆弱であったり，同じ程度に抗コリン性副作用の危険があったりするというわけではない。時には，抗コリン性あるいは抗ヒスタミン性の副作用が治療的に作用することもある。例えば，胃酸過多や重症のアレルギーを合併しているうつ病の治療や，慢性疼痛に対する治療などである。著者は，これら「旧世代の薬物群」は今後まれにしか用いられなくなることを確信しているが，すべてが使用禁止とならないことを願っている。

(2) Meprobamate

Beers規準案では，meprobamate（Miltown，Equanil）は過鎮静と依存性の危険性があるため不適切であると勧告している。この薬物による治療を最近開始した場合，有害反応の危険性はきわめて重大であると考えられる。

(3) Diphenhydramine

睡眠障害に関する以前の論文において，著者はdiphenhydramine（Benadryl）を鎮静・催眠薬として高齢者に用いないように勧告した。Beers規準案も同様に，有害反応の危険性は高くはないものの，この薬物には強力な抗コリン作用と，特にせん妄の可能性があるため，不適切とみなしている。

(4) Ergot mesyloids

Ergot mesyloids（Hydergine，ヒデルギン）は，認知機能改善薬として用いられてきた。この治療薬を使用する当初の理由は，脳血管性痴呆が中枢神経系における血管拡張によって改善する可能性があるというものであった。FDA（米国食品医薬品局）の勧告よりも高用量を用いれば，ergot mesyloidsは軽い抗うつ作用を示すので，臨床医がたまたま痴呆に合併したうつ病の治療を行ったことで患者が示す多少の改善を，誤って血管拡張作用の効果によるものとみなしたと考えられる。慎重に計画された対照臨床試験は少数しかないが，そこではこの治療薬にはいかなる有意な効果も見出されていない。Beers規準案では，深刻な有害反応の出現する可能性は低いにもかかわらず，不適切薬物と分類されている。

(5) バルビツール系薬物

上述の規準では，subarbital（Seconal），pentobarbital（Nembutal，ラボナ），butabarbital（Butisol），amobarbital（Aroytal，イソミタール）などのバルビツール系薬物は，ナーシング・ホームに入所している高齢者への処方としては不適切とされている。依存・乱用を生じる危険性や，眠気，倦怠，めまい，頭痛，

中枢神経系の著しい抑制,精神機能の抑制,嘔気,嘔吐,下痢および便秘などのため,有害反応の程度は高いと考えられる。きわめて重大な問題として,これらの薬物を他の鎮静薬やアルコールと併用した場合の相乗的な有害作用を付け加えたい。Beers規準案は,バルビツール系薬物をてんかん発作のコントロールに用いることを禁じてはいないし,歯科や外科での麻酔における必要に応じた補助的な使用と,まれにしか行われない診断技法である「アミタール面接」におけるamobarbitalの使用もまた同様に容認されると思われる。

バルビツール系薬物が,鎮静・催眠薬あるいは抗不安薬として最近使われ始めたなら,有害反応の危険度は大きいと考えられるが,バルビツール系薬物がすでに患者の常用薬となっている場合は,きわめてゆるやかに離脱を図っていくべきである。

(6) β遮断薬

Beers規準案では,β遮断薬の多くが,糖尿病に罹患し,経口血糖降下薬やインスリンによって治療を受けている患者に投与するには不適切とされている。β遮断薬は患者の低血糖に関する自覚症状をわかりにくくしてしまうことがあるので,重篤な低血糖,脳障害,あるいは死亡の危険性を高める可能性がある。低血糖をもたらす可能性のある薬物による治療を受けていない糖尿病の場合には,こうした危険性は生じない。狭心症や心筋梗塞後,拡張機能障害や高血圧に起因するうっ血性心不全に罹患した高齢者にβ遮断薬が奏効し

ている場合は，β遮断薬を中止するより，糖尿病の治療方針を変更してインスリンや経口血糖降下薬を中止する方が賢明であろう。これはある身体疾患に焦燥や攻撃性が合併していて，それらがβ遮断薬で改善するような場合には，特にいえることである。脳障害に起因して高齢の患者が攻撃的な爆発性を示す場合は特に有益であると思われる。

β遮断薬は間欠跛行や安静時ですら循環状態の悪化をもたらしうることから，末梢血管疾患に罹患した高齢の患者への使用は不適切と記載されている。

短時間作用型および長時間作用型のベンゾジアゼピン系薬物とβ遮断薬は，失神や転倒に悩まされているナーシング・ホームの入所者で綿密な再調査が行われており，また，三環系抗うつ薬は不整脈のある入所者には不適切といわれている。

(7) Methylphenidate

Beers規準案は，高血圧状態において，ダイエットピルと呼ばれているいくつかのアンフェタミンと，methylphenidate (Ritalin, リタリン)が危険の大きい薬物有害反応を引き起こす可能性があると勧告している。Methylphenidateは，高齢者の緊急を要するうつ病において短期間で治療を進める上できわめて重要な薬物である。著者はこれらの薬物をダイエットピルに使うつもりは毛頭ないが，高血圧を合併したうつ病患者に，methylphenidateが完全に禁止されてしまわないよう願っている。このような状況でmethylphenidateを用いる場合は，血圧を注意深く観察し，血圧上昇に対しては積極的に治療を行う必要がある。うつ病が心血管系に影響を与える可能性がある場合には，いずれにしても同様に経過観察を行うことにな

るだろうと思われる。重症うつ病の苦痛は急速に除去することが肝要であり，ことにナーシング・ホームに入所中の患者が不活発性や拒食傾向，意欲減退を通して消極的な自殺を企図している場合に重要である。また，患者が心血管系の疾患を合併していて，電気けいれん療法（electroconvulsive therapy：ECT）が施行不可能な場合，最良の選択はmethylphenidate療法である。

> **患**者が心血管系の疾患を合併していて，電気けいれん療法（ECT）が施行不可能な場合，最良の選択はmethylphenidate療法である

　Beers規準案は，慢性閉塞性肺疾患でのβ遮断薬の使用に対しても疑問を呈している。その理由は，肺疾患における喘息の要素を悪化させることによって生じる可能性のある薬物有害反応が重篤だからである。

　同様に，慢性肺疾患において，短時間作用型および長時間作用型のベンゾジアゼピン，バルビツール系薬物，および多種多様の鎮静・催眠薬－glutethimide（Dorton），methylproline（Noludar），ethylchlorvinil（Placidyl），meprobamate（Equanil，Miltown），paraldehyde（数多くの商品名がある），chloral hydrate（Noctec，抱水クロラール）など－は，すでに抵抗力が減弱している患者の肺機能抑制によって生じる可能性のある有害反応の程度が重篤であるため，不適切であると勧告されている。

(8) 向精神薬
　大部分の定型および非定型抗精神病薬，三環系抗うつ薬，アンフェタミンやmethylphenidateなど，数多くの向精神薬はすべて，けいれん発作の閾値を低下させる。Beers規準案では，これらの薬物は発作をきたす障害をもつ高齢者に対しては不適切な場合がある

が，重症度はそう高くはないととらえている。発作性疾患に対する規制措置をとる前に，評価者はこれらの薬物を用いた結果として，明らかに発作頻度が増加したということを明確にする必要があるだろう。

睡眠障害のあるナーシング・ホーム入所者に対して，desipramine（Pertofrane, Norpramin），選択的セロトニン再取り込み阻害薬（selective serotonin reuptake inhibitor：SSRI）およびmethylphenidateの投与は興奮を惹起するため不適切と考えられているが，起こりうる有害反応の重症度は高くないとされている。SSRIのうちparoxetine（パキシル）とcitalopramには多少の鎮静作用があるためここから除外すべきだが，規準案はそれを見落としている。

(9) 抗コリン薬

Beers規準案は，多種多様の抗コリン薬について，良性前立腺肥大患者への投与は不適切であると警告している。ここではdiphenhydramineやbenztropine（Cogentin），trihexyphenidyl（Artane, アーテン），procyclidine（Kemadrin）などの抗パーキンソン薬，および三環系抗うつ薬があげられている。これらの薬物は，尿閉，排尿遅延，溢尿性尿失禁，尿の逆流とその結果生じる水腎症などの障害をきたす可能性が高い。

Beers規準案はまだ実際の効力をもたず，最近になって適切な治療方針の修正に向けて公に議論がなされるようになったところである。しかしながら，米国のナーシング・ホームでの薬物による有害反応の頻度を減少させるための規準制定に向け，連邦医療財政局と加齢に関する上院委員会が参画したことから，何らかの規準がさら

に追加されるのは確実とみられる。読者は、Beers規準案において指摘された薬物による有害反応に関する臨床上の問題と警告の多くが、著者の以前の論文「ナーシング・ホーム入所者への訪問クォリティ・ケア」(Delivering Quality Care to Nursing Home Residents: OBRA Regulations and Beyond)[4] 中の薬物有害反応の可能性に対する早期対応のくだりで明言されていたことにお気づきかもしれない。対象となる地区や地域によって、調査者の教育程度や臨床上の問題の複雑さが異なっているため、これらの臨床上の懸念を平易かつ首尾一貫した規準として制定することはきわめて困難であるが、これらの規準案に関する研究は大部分が理に適ったものである。

　これらの規準が施行された場合、臨床医は、処方する薬物に関して予想される効用と危険に関する一連の最良の知識を提供され、入所者に生じうる合併症および特殊な過敏性に関する注意深い評価を行うことが可能になる。そこでは、薬物処方に関するリスク／ベネフィット比の評価を含む治療プランの正確な記載が要求される。さらに薬物有害反応が生じていなかったのか、有害反応が存在した場合にはそれが治療薬の変更を要する問題であったか否かという評価などの、治療経過記録の作成も必要となる。

3. 長期ケアのための包括支払い方式

　長期ケア環境における老年精神医学の臨床を形成してきたもう1つの重要な進歩は、包括支払い方式（Prospective Payment System: PPS）の実施である。

　PPSは、疾病診断群（Diagnosis Related Groups: DRGs）の急性期治療病院における即時支払いシステムに類似している。DRGs

での除外規定として入院期間，実施された検査，薬物投与，行われた処置のいかんにかかわらず，1つかそれ以上の診断名を基準にして介護（治療者）側への支払いが行われるが，一方PPSでは日払いを基準に運営されることが定められている。PPSは数多くの医療資源利用グループ（Resource Utilization Groups: RUGs）のいずれかに患者を分類するシステムを用いる。介護施設保護的ケア，介護的ケアおよびさまざまな治療法の必要性を記載した文書に基づき区別された支払金を受け取る。したがってナーシング・ホームの入所者が痴呆に罹患していて，うつ病やさまざまな問題行動の合併のために職員が要する時間，働きかけ，行動療法，薬物のモニタリングの必要性が増加している場合，入所者を最も適した利用グループに組み入れるために，それらの事柄を注意深く文書に記録することが必要となる。

　これまでなされた数多くの研究が，介護施設入所者における精神症状の出現頻度を明らかにしてきた。また別の研究は，それらの症状が誤診されるか診断がつかないかのいずれかが通例であるということを示している。これまでは適切な診断記録がなくても，介護施設は，受け取る報酬に見合うよりも多くのケアを入所者に提供してきた。歴史上，共同体の中のどの開業医の患者であれ，少なくとも介護施設への入所を指示されて来所した人については，時にはそれらの入所者に問題行動があっても，介護施設は積極的に受け入れてきた。PPSのもとではこのようなことは通用しないだろう。有効な治療とその完全かつ適切な記録がなされているかについて，主治医が介護施設から審査される機会が増えるだろう。これらの必要とされる行為が欠けていれば，病院管理者が召喚され，改善を要請されるだろう。すでに難しいものとなってきているこれらの医療管理者

の立場が,さらに難しいものになっていくと思われる。もしかすると患者は,主治医(治療記録の供給者)を変更するようにと施設から勧告されることもありうるかもしれない。

医師やそれ以外の医療サービス提供者のお粗末な医療行為に対して規準を制定するということ－確立したOBRA法や,おそらくBeers規準案のもとでも－は施設に向けられたものであり,施設が特別な力を有していないケアの提供者に対するものではない。介護施設は生き残るために,長期医療の指導医や地域での担当医としての経験をもつ専任スタッフを育成し,また医師に義務づけられた行動を要求するために,急性期ケア病院とよく似た厳しい内規や信任状による治療制度を設けるかもしれない。かかりつけ医には,緊急時や入所者の状態に急変があった場合に必要に応じて,自らが施設に赴くか代理の治療者を施設に送るかするように求められるだろう。入所者の状態には,精神状態の急変や,精神科の薬物による副作用によって生じた可能性がある身体的な徴候や症状も当然含まれる。

PPSシステムのもとでは,入所者がこれらの問題のどれか1つのために救急治療室へ搬送され,かつ入院治療を要さずに介護施設に戻った場合には,救急車の運行,救急治療室の費用,生化学検査,X線撮影などにかかった全費用の支払いを施設が請け負う。問題に対応する前に医師が施設への個人的な臨時出勤を断った場合にのみ,介護施設がごくまれに,こうした状況に陥るということは容易に判断できる。

PPSは,まずは医療保障制度を受ける患者にのみ適用されることになる。しかし,それが医療費増大を圧縮する方策として連邦医療財政局にとって有効に機能するならば,合衆国の医療保障制度のプ

ログラムと民間の支払い基金が右ならえをすると思われる。

　要約すると，PPSは，提供したすべての治療を正しいとする文書を揃えながら，さらに効率よく診断・治療・経過視察を行うよう主治医に求めることにより，ナーシング・ホームにおける老年医学および精神医学の臨床に大きな影響を与えることになる。主治医は，急性期治療のために患者の入院が必要であると認められる場合を除いて，専門医や病院の救急治療室といった無駄足あるいは道草を踏むことなく，治療チーム全体を指導しなければならない。

4. 長期ケアにおける介護所要項目（MDS）

　メディケア（老齢者・障害者医療保険制度）（訳注：Medicare －米国・カナダで1965年以来実施され，65歳以上を対象とする医療保障），あるいはメディケイド（低所得者医療扶助制度）（訳注：Medicaid －65歳未満の低所得者・身障者を対象とする医療保障）によって医療費が支払われている介護施設入所者は全員，年1回の包括的評価と年4回の現状評価によって，「介護所要項目」（Minimum Data Set: MDS）（訳注：Minimum Data Set ＝「一日に最小限必要な介護の項目」）と呼ばれる，身体・心理・社会上の機能に関する評価を受ける。MDSは介護スタッフによって実施され，続いていくつかの評価項目の1つを適用する場合がある。入所者評価尺度項目（Resident Assessment Protocols: RAPs）のいくつかは，そのまま精神疾患を意味しているが，ほかのすべての項目は実際のところ，精神疾患の重要な罹患因子を示しているか，精神疾患の結果であるかのいずれかであるかもしれない。

　MDS評価が行われ，新しいRAPsが「決定される」場合，入所

者には「状態の変化」が生じてきている。これはおそらく介護計画の変更の必要性を示している。ほとんどの場合，こうした評価の過程はもっぱら費用請求と支払いの目的で行われる。しかしMDS評価は，入所者の精神疾患の進行や悪化を意味する状態変化を早期に把握する重要な機会となる。その際に，患者の予後の改善につながるような治療計画の変更が可能となるだろう。

　医師がMDSの結果を調べることはほとんどない。そこで著者は自分が担当した患者のいる介護施設に，いつ新しいMDS評価が行われたか，RAPsからどんな結果が出たのか，また評価に関して新しく見出された重要な項目が何かなかったかを知らせてくれるように普段から依頼している。診療に関するこうした新たな重要項目は，至急の訪問であっても次回の定期訪問であっても，入所者を訪問する正当な理由となる。しかし，医師が病歴をとった上で適切な身体的検査を行い，それらの所見を診療記録に記載して，医師の意図と

表1　介護所要項目（Minimum Data Set Plus）
入所者の精神疾患あるいは向精神薬の副作用に関連する調査項目

◆せん妄	◆活動性
◆認知障害／痴呆	◆転倒・転落
◆視覚障害	◆栄養状態
◆意思疎通	◆栄養チューブ
◆日常生活能力（ADL）／機能回復訓練の可能性	◆脱水／体液維持
	◆歯科的ケア
◆尿失禁および膀胱留置カテーテル	◆褥瘡
◆心理社会的安寧さ	◆向精神薬の使用
◆気分の状態	◆身体拘束
◆問題行動	

(Reference: Multistate Nursing Home Case Mix and Quality Demonstration Training Manual. Feldman J, Boulter C (eds.), Eliot Press, Natick, MA, 1991).

看護ケアプランとの統合を図っていくならば,訪問の規定による報酬ではなく,評価に関する規定の何らかの項目に基づくより高額の報酬が支払われてしかるべきだろう。例えば,うつ病や精神病,あるいは他の精神疾患が発見されて治療が行われる場合など,新たな問題に対して時宜を得た治療的介入がなされることによって,入所者もまた利益を得ることは明白である。介護所要項目(MDS)の全項目を表1に示す。特にナーシング・ホームにおける精神疾患および向精神薬療法の副作用の診断に関係しているこれらの項目を,著者はこれまでも強調してきたつもりである。

5. 管理医療メディケア

　老年精神医学の臨床において,地域社会に暮らす外来患者にとって最も関連が深いもう1つの新たな因子は,管理医療メディケアが「成熟期に達している」ことである。数年前には大部分のケア運営システムは「リスクのない」状況を満喫していた。実際,既存の医療費支払いシステムと比較して,理論上はより組織化され,より根拠に基づき,より説明がつくものと考えられていたそれらのシステムへの登録を増やすため,メディケアは管理医療において進んで高齢者ケアにより多くの支払いを行ってきた。管理医療システムのもとでは不要なコストをコントロールでき,メディケアの予算は段階的に引き下げられていくであろうと思われた。しかし近い将来,現存の管理医療メディケアの多くが「リスクに直面する」であろう。これは,これらの組織が能率を向上させつつケアを提供し,不要なケアの提供を回避し,現実に対応できる予防ケアを供給することで将来の医療ケアへのニーズを先どりしていく必要があることを示し

ている。

　精神障害は，それ自体のケアに要する費用を大幅に増大させているだけでなく，患者に身体的ケアを行う必要性をも増大させている。こうした問題に対処するため，高齢者のための予防的精神保健サービスと精神障害ケアを提供する新しい枠組みが必要となる。残念ながら，大部分の管理医療システムは，特に高齢者に関する場合，精神障害の認識を怠り，その治療にかかる出費を回避することによって，高齢者ケアの全体的コストが下がるだろうという誤った発想から，メンタルヘルスの問題を無視しがちであった。

6. 向精神薬の薬物経済学的研究

　近年われわれは，単に薬物の費用に関する事柄よりもむしろ，より健全な薬物経済学上の原則に関する公式の決定を求め始めている。精神薬理学において，われわれはしばしば，等用量を比較すると薬価は高いが副作用は少ない薬物に遭遇する。それゆえ，高い費用のかかる治療の選択の方が，一疾患単位で考えた場合には，実はより安価な薬物となる可能性がある。Will Rogersはかつて「嘘には，非難されるべき嘘と統計とがある」と述べた。われわれは根拠に基づく医療（evidence-based medicine: EBM）に沿って決定しようと努めているので，薬物経済学的研究が良質な科学的方法に基づいてなされ，市場の影響を受けずに公平に判断されるよう，慎重に注意をはらう必要がある。

　要約すれば，多くの新しい力が，地域社会での長期的ケアにおい

て老年精神医療を変革しつつある。精神薬理学における最新の進歩は，これらの課題に対処するわれわれの能力を著しく高めるものである。

(道又　利)

II
アルツハイマー病治療における革新

1. はじめに

　痴呆性疾患は老年期にみられやすい疾患であり，65歳以上の約5％に認められ，その約半数は重症であるが，残りの半数は軽症である。痴呆性疾患の罹患率は，10歳ごとに約2倍ずつ増加する。

（1）痴呆
　痴呆では，問題行動がみられたり自己管理が困難となったりすることが介護施設入所の最多要因となっている。介護施設入所者の70％が痴呆に罹患しており，その中で約70％がアルツハイマー病に罹患している。他の大部分が脳血管性痴呆または混合性痴呆であるが，他の痴呆性疾患も少数みられる。

（2）うつ病
　うつ病の合併は通常，痴呆の早期に認められるが，痴呆のどの病期においても抑うつ症状が発現する可能性がある。うつ病は，意思疎通の図れない入所者では診断が特に困難である。うつ病は，認知上の問題点が明確になる以前にアルツハイマー病の初期症状として

発現することがあり，アルツハイマー自身，こうした現象を記述していた。

(3) 精神病

痴呆患者には，精神病もまた若干の頻度で認められる。精神病の中には，**単純な精神病**として現れるものがあるが，それはおそらく神経伝達物質の障害によるものではない。むしろこうした患者は，痴呆のために環境を誤認しているといった方がよい―例えば，彼らはナーシング・ホームのデイルームではなく自分の家のリビングルームにいると考えたり，デイルームにいる他の者が侵入者であると感じたりするのである。

もう1つの単純な精神病の例は**作話妄想**である。作話はアルコール依存症による精神障害で最も多くみられるが，記憶障害を認めるあらゆる症候群において出現する可能性がある。単に記憶のすきまを満たすための話を作り上げる患者がいる一方で，記憶の衰えによって引き起こされた出来事に説明を展開させる患者もいる（これは患者自身の自我を守るために役立つ）。著者自身の父方の祖母は，多発性梗塞による痴呆となって，車の鍵や金銭などを置き忘れ始めた。彼女は記憶障害を認める代わりに，隣人が家に侵入してあちこち物を動かしていたという妄想を発展させた。このような単純な精神病の妄想は抗精神病薬に反応しにくい。

しかしながら，痴呆性疾患と関連した他の精神病症状は，腹側被蓋領域と中脳辺縁系，前頭前野経路のドパミン活性の亢進によるものと考えられる。これらは抗精神病薬による治療に対して反応性が高いと考えられる。アルツハイマー病の徴候―記憶，認知と実行機能の欠損―の大部分が，神経伝達物質アセチルコリンの低下によっ

て引き起こされることが明らかになってきている。これはコリン・アセチルトランスフェラーゼ酵素の欠損によって二次的にもたらされたものだろう。この欠損を修復しようとする試みが、アルツハイマー病に対する今日の治療法へとつながったのである。

表2に、アルツハイマー病患者のいくつかの精神症状と、それらの出現頻度を概説した[5]。

表2 アルツハイマー病における精神症状の頻度

無関心	72%	異常行動	38%
興奮	60%	脱抑制	36%
不安	48%	妄想	22%
易怒性	42%	幻覚	10%
気分変調	38%	多幸	8%

Mega MS, et al.: The spectrum of behavioral changes in Alzheimer's disease. Neurology, 1996; 46: 130-136. より改変

2. 治療

(1) Tacrine

過去に行われた、前駆物質によってアセチルコリンの生成を促進する治療は、不十分な結果に終わった。近年、tacrine (Cognex) が開発され、アルツハイマー病治療薬として上市された。

Tacrineは、アルツハイマー病に対して有意な効果を示した最初の治療薬であり、コリンエステラーゼ阻害薬の中で最初に用いられたものである。アセチルコリンを低下させる酵素であるコリンエステラーゼを抑制することによって、アセチルコリンレベルが上昇し、部分的にせよその欠乏性疾患に効果を示すと考えられる。残念ながらアルツハイマー病では、欠乏した神経化学物質はアセチルコリン

だけではない。さらに、アセチルコリンは中枢神経系組織に特異的ではなく、他の組織、特に消化管にもみられる。アクリジン誘導体であるtacrineは、消化管でコリン活性を増加させ、消化器系の副作用を起こす可能性が高い。その半減期はかなり短く、1日4回の投与を必要とする。そして治療を有効にするために、10mg 1日4回の初期用量から開始し、40mg 1日4回の用量に達するまで、およそ1カ月間かけるということが重要である。用量が高くなれば治療効果が認められる患者が多くなるため、この最大投与量への増量に失敗するとせっかくの有効性が損なわれてしまう場合がある。

> **用量**
>
> Tacrineの半減期はかなり短く、1日4回の投与を必要とする。そして治療を有効にするために、10mg 1日4回の初期用量から開始し、40mg 1日4回の用量に達するまで、およそ1カ月間かけるということが重要である。用量が高くなれば治療効果が認められる患者が多くなるため、この最大投与量への増量に失敗するとせっかくの有効性が損なわれてしまう場合がある。

Tacrineは、肝酵素の上昇で確認される肝機能障害をもたらす可能性がある。薬物を増量するごとにSGOTを定期的に測定し、肝酵素が正常値の6倍以上高値となった場合、増量を中断、あるいは投薬を中止すべきである。Tacrineが著効を示した患者も少数存在する。しかし残念なことに、大多数の患者では効果が少なく、おそらく心理テスト上で改善が示されるのみで、家族が認める程度の改善や患者のQOLの向上といった有意な改善は認められなかった。Tacrineが処方された多くの患者で、副作用、コスト、あるいは有効性が少ないといった問題のため、治療継続が困難であった。

(2) Donepezil

Donepezil（Aricept，アリセプト）は，tacrineのすぐあとにコリンエステラーゼ阻害薬市場に導入された。ピペラジン誘導体であるdonepezilは，消化器系副作用の危険性はより少ない（しかし低いわけではない）。肝酵素の変化は，donepezilによる治療では問題とならず，肝酵素のモニタリングは必要ない。半減期が長いため，donepezilは1日1回処方が可能である。これは，軽度の記憶障害を伴う患者の服薬自己管理には特に有利で，問題行動や拒薬がみられる痴呆の進んだ患者にも有益である。また，介護施設のスタッフの時間を節約する意味でも有益である。Donepezilは1日5mgから開始し，およそ6週後に1日10mgに増量する（訳注：日本では，1日1回3mg開始。1〜2週後に5mgに増量する）。この薬が有効な患者の大多数は5mgで効果が発現するが，10mgの投薬で効果が現れる患者も少数存在する。用量を上げても副作用はあまり増悪せず，しかも5mg錠と10mg錠の薬価は同じである。このため大多数の患者で，最大量まで増量することを著者は勧める。

> **用 量**
>
> Donepezilは1日5mgから開始し，およそ6週後に1日10mgに増量する（日本では，1日1回3mg開始。1〜2週後に5mgに増量する）。

3. モニタリング

コリンエステラーゼ阻害薬による治療（cholinesterase inhibitor therapy: CIT）では，Folstein Mini Mental Status Examination（MMSE）のような認知と記憶の測定やPhysical Self-Maintenance Scale（PSMS）のような身体機能の測定が有用である[6]。

これらの治療は，副作用の面ではある程度の，そしてコストの面では相当な問題が存在する。アルツハイマー病の診断を再評価するために，非反応者を特定することは価値がある。これは患者の問題に対する正しい説明ではない可能性があり，もしその薬が効果的でなければ，患者への治療を中止する必要があるかもしれない。概算ではあるが，典型的なアルツハイマー病の患者は，MMSEで1年におよそ3点低下すると考えられる。この水準に照らして安定しているかあるいは改善しているかが考慮されるべきである。著者自身は，はじめに3カ月あるいは4カ月の間隔で，そして治療が延長された場合は6カ月間の間隔で，MMSEとPSMSを施行することにしている。

4. 薬物経済学

1997年，ErnstやHayらは，CITの薬物経済学に関する研究成果を『Archives of Neurology』誌上に発表した[7]。研究の大部分は確かな合理的推論に基づいており，痴呆のさまざまな段階におけるケアの必要性と，長期ケアの費用について言及している。研究によると，CITは一般社会で生活している軽症から中等症のアルツハイマー病患者に対して費用対効果が高いことが示されている。しかし，一般社会で生活しているより重症のアルツハイマー病患者や，重症度にかかわらず施設で介護されているアルツハイマー患者には，費用対効果は不満足な結果であった。

これが，「すべての事例」を司る法則なのかもしれないが，CITは長期療養アルツハイマー病患者の認知機能を改善し，非常に手のかかるケアを要する問題行動を少なくする十分な効果を示す可能性

があり，したがってCITはこうした症例のいくつかには高い費用対効果を示すと考えられる。著者はまた，長期の療養では，費用対効果は高くないものの，療養者がQOLに関して十分に利益を得て，CIT使用が妥当とみなされる時期もあると考えている。ナーシング・ホームにいる患者の疼病に対する治療が費用対効果の高いものになることは疑わしいが，それでも，費用対効果の割合がきちんと示されなかったからという理由で，こうした患者に疼痛緩和を提供すべきではないと論じる者はほとんどいないはずである。

　それでもやはり，長期療養者や，一般社会で生活しているMMSEスコアが12点以下のアルツハイマー病患者でさえ，コリンエステラーゼ阻害薬治療によって十分な利益を得ることは難しいといわれている。多くの臨床医は，軽症から中等症のアルツハイマー病患者へのdonepezilの使用を保留しているが，認知機能低下の過程のどこで使用しても，予想される利益の大きさは本質的には同じであるという複数の証拠が存在する[8]。したがって，もし仮に認知面で若干の改善がもたらされた結果，セルフケアに関する課題遂行能力が改善したり，環境認知の障害や誤認に基づく問題行動が改善するようなら，donepezilの使用は正当化されうるといえるだろう。さらなる研究が必要とされるが，今のところ臨床医は，試行錯誤の原則の上に選ばれた症例でこの方法を検討することになるだろう。

5. 開発中の薬物

　CITに属するいくつか新しい薬物が開発中である。Rivastigmine, physostigmine, metrifonateなどがこれに含まれる。

　Donepezilとtacrineが可逆性のコリンエステラーゼ阻害薬である

のに対し、metrifonateは非可逆性のコリンエステラーゼ阻害薬である。Metrifonateは2週間に一度注射薬で投与されるが、服薬を忘れたり、服薬について介護提供者と口論したりするようなアルツハイマー病患者に対して特に有用と思われる。しかし、まれにではあるが、コリン系の末梢作用によって一時的な呼吸筋麻痺が起こることが報告されているため、現在metrifonateの開発は中断されている。

あるCITと他のCITとを直接比較するという試みは、これまで行われていない。ニコチン作動薬であるAbbott-81418、アセチルコリン放出を増強するlinopridine、そしてムスカリン作動薬であるmilamelineも同様に開発中である。また、コリン作動性の神経経路を復活させたり、再活性を促したりする可能性のある神経発育因子が研究されている。

(1) イチョウ葉エキス

生薬であるイチョウ葉エキスが、アルツハイマー病の治療薬として研究されており、コリンエステラーゼ阻害薬による治療と同等の治療効果をもつことが『The Journal of the American Medical Association』誌上で報告された[9]。米国の健康食品店でよく売られているいわゆる「イチョウ葉エキス」製剤には薬理活性はない。ドイツから輸入されたものは真の薬理活性があるのかもしれない。

(2) ビタミンE

ビタミンEは、その抗酸化作用によりアルツハイマー病とパーキンソン病のような神経変性状態の予防や進行の遅延に有効と考えられる。その効果に対する信頼性をもたらすために、さらに研究が必

要である。心血管系疾患の予防に，1-Alpha tocopherol異性体が有効でなかったのに対し，d-Alpha tocopherolとdl-Alpha tocopherol異性体だけが有効であることが発見された。ビタミンEに神経防御作用がある場合は，同じことがいえると推論できる。ビタミンEはビタミンCとともに摂取されなければ，実際には抗酸化効果を示さない可能性も示唆されている。そのため，2つのビタミンは最適の配合で摂取される必要がある。こうした理論上の作用に臨床的有効性があるかどうかについては多くの追加研究が必要である[10]。

(3) Selegiline

Selegilineあるいは1-deprenyl (Eldepryl) はモノアミン酸化酵素阻害薬で，MAO-Bに選択的である。アルツハイマー病患者の認知機能を高めることが発見された。しかしながらビタミンEと併用すると，驚くべきことに患者は増悪を示した。この，逆の共同作用のメカニズムはよくわかっていない。このことから，有効な併用療法に関する研究が行われるまで，アルツハイマー病の併用療法に関しては慎重に行う必要があると考えられる。

(4) 抗炎症剤療法

アルツハイマー病と，タウ・タンパク（神経原線維変化）の過リン酸化反応の病的な過程，そして異常なアミロイド・タンパクの付着（老人斑）が，中枢神経系の炎症過程の結果であるという可能性を示唆する一連の証拠が存在する。このことから，非ステロイド系抗炎症薬（NSAID）を使用した治療が神経保護作用を有すると推論する研究者もいる。新しいCOX-2選択性NSAIDが市販されている

が，それが神経保護作用を有するのか，あるいは非選択的な薬物より有効性が低いのかを判定する必要がある。

(5) エストロゲン

近年，閉経後の女性に対するエストロゲンの投与が，アルツハイマー病発症遅延に関連していることが知られるようになってきた。教育レベルや知的能力が高い女性は，閉経後にエストロゲン補充療法を選択する傾向があり，そして前者（高学歴・高い知的能力）もアルツハイマー病の症状発現を遅らせる因子として知られているため，エストロゲンとの関係は，原因と結果を示すものであるのかもしれない。しかしながら，エストロゲンの実際の神経保護作用に対する推論と，いくつかの理論的な正当性が存在する。Bleomycinによって引き起こされた神経の損傷と再生変化の研究で，性差が認められたことにより，エストロゲンが神経再生に働く可能性が増大した。これらの問題もまた，さらに進んだ研究が必要とされ，そして，もしエストロゲンがアルツハイマー病の予防あるいは症状発現の遅延に有益な効果を有しているとすれば，新しく開発された選択的エストロゲン受容体遮断薬の効果についての疑問が提起される。それらは，有効か，否か？

6. 痴呆の予期しない攻撃性に対する薬理学的管理

さまざまな薬物が，痴呆性高齢者の非特異的な攻撃性あるいは興奮の治療のために使用されてきた。明らかな精神病状態ではないが，

この状態については，治療選択肢の一覧を加えて，本書第Ⅴ章の「高齢者における精神病の疫学」で後述する（p.109）。

(伊藤　欣司)

III 睡眠障害治療における発展：鎮静・睡眠薬

1. はじめに

　睡眠障害に対する新兵器としては，わずか2つの新しい薬物－zolpidemとzaleplon－が加えられたにすぎない。この章では，以前からあるいくつかの薬物と薬草についても論じる。睡眠障害治療におけるもう一つの新知見は，うつ病に随伴する睡眠障害に対して鎮静作用をもつ新しい抗うつ薬を用いることである。これらについては，第IV章で論じる。

> **ノート**
> 加齢に伴う正常な睡眠の変化，加齢に関連する睡眠障害，身体疾患による睡眠障害，睡眠に対する他の精神疾患の影響は，Manissesの老年病理学シリーズの「高齢者の睡眠障害」[3]ですでに論じられている。
> 鎮静・睡眠薬に関するOBRA基準案は，同シリーズの「ナーシング・ホーム入所者への訪問クォリティ・ケア」と題する報告[4]に記載されているままで，変更はなされていない。

2. ベンゾジアゼピン系薬物

　現在までを振り返ると，triazolam, temazepam, flurazepamとquazepamを含めたいくつかのベンゾジアゼピン系薬物が鎮静・睡

眠薬として市販されている。抗不安薬として市販されている他のベンゾジアゼピン系薬物と比較しても，鎮静・睡眠薬として用いられている他のベンゾジアゼピン系薬物には特に興味深い特徴はみられない。ベンゾジアゼピン系睡眠薬は，半減期は短時間型から長時間型，作用発現も速効型から中間型までの全範囲にわたっている。

　ベンゾジアゼピン系薬物はすべて「クロライドポンプ」を通して作用し，抑制性の神経伝達物質であるgamma amino butyric acid (GABA) の作用を増強する。GABA受容体には，ω_1とω_2の2つのタイプが存在する。GABA-A ω_1受容体は作動薬によって鎮静作用を惹起するが，ω_2受容体は認知機能・精神運動機能と記憶に関連した脳の領域に集中している。GABA-A ω_2受容体に作動薬を作用させると，認知機能・精神運動機能・記憶は抑制される。ベンゾジアゼピン系薬物は，睡眠障害と状況不眠の短期治療や不安性障害による入眠障害の治療に対して合理的な選択である。前述の2つの適応は短期治療に限られる。おそらくどのベンゾジアゼピン系薬物も，タキフィラキシー（同程度の効果を得るためにより多くの投薬量が必要となる状態）が生じるまでの約14日間だけ，単に睡眠の導入と持続を改善するのみである。その後は，ベンゾジアゼピン系薬物の有益な効果といえば，薬物による反跳性不眠を防ぐこと以外にはない。睡眠改善という二次的効果をかねた不安性障害の長期治療に対しても適切であると考えられる。

　ベンゾジアゼピン系鎮静・睡眠薬は翌日に健忘をもたらすことが知られているが，それは短い半減期の薬物でより高頻度に起こる。他方，長い半減期の薬物では，特に高齢者に対して，翌日までの「持ち越し」による鎮静作用や，蓄積して毒性をもたらす可能性が高くなる傾向にある。毒性は潜行性（数週間に及ぶ）であるため認

識することが難しく,認知障害,身体機能の低下,社会心理学的機能低下として現れる場合がある。処方医がベンゾジアゼピン系薬物を開始してから数週間後に発生したこれらの徴候を見落とすと,これらすべてが加齢によるものと誤認してしまう可能性がある。

(1) Triazolam

Triazolam(Halcion, ハルシオン)は半減期が短く,経口投与後,約1〜2時間後に効果が発現する。標準的な投薬量は就寝前0.125〜0.25mgである。Triazolamには活性代謝産物がない。ベンゾジアゼピン系薬物に共通する副作用のほか,triazolamでは翌日に健忘をもたらす可能性が高いことが知られている。

(2) Flurazepam

Flurazepam(Dalmane, ダルメート, インスミン)は半減期が長く,hydroxyethyl flurazepam baldheadedとdually flurazepamなどのいくつかの活性化合物に代謝される。Flurazepamは服用後約30分から1時間後に効果を発現し,典型的な投薬量は15〜30mgで,服用後2時間しても入眠できなければ,もう一度投与することができる。

(3) Estazolam

Estazolam(ProSom, ユーロジン)は服用後2時間で血中濃度がピークとなり,10〜24時間というかなり長い半減期を有する。代謝産物はごくわずかの活性を有する。一般にestazolamは就寝時に1mgあるいは2mg用いるが,高齢者では初回投与量を0.5mgにすべきである。

(4) Temazepam

Temazepam（Restoril）は中間型の半減期を有し，活性産物であるoxazepamへ代謝される。ソフトカプセル服用後，1〜2時間で効果が表れ始めるが，ハードカプセル製剤ではより長い時間を要する。Temazepamは通常，就寝時に0.5〜1.0mg 投与し，効果がなければ2時間後にもう一度投与する。Temazepamは第Ⅰ相の肝代謝を必要とせず，ちょうどよい半減期をもつため，著者はこれがベンゾジアゼピン系睡眠薬の中で最もよい選択であると考えている。

実際は，効果発現が早いベンゾジアゼピン系薬物はすべて鎮静・睡眠薬として使用可能である。Lorazepam（Ativan，ワイパックス）とoxazepam（Serax）は，第Ⅰ相の肝代謝を必要としない単純な代謝経路をもち，効果の発現が早く半減期が短いため，非常に合理的な睡眠薬として考慮すべきである。これらの薬物は抗不安薬として市販されているが，これらの薬物と鎮静・睡眠薬として市販されている薬物との間に，睡眠効果や副作用の危険，依存の可能性，またタキフィラキシーや薬物離脱性の睡眠障害が起こってくることに関しての実質的な違いはみられない。

3. 非ベンゾジアゼピン系薬物

(1) Zolpidem

Zolpidem（Ambien，マイスリー）は，イミダゾピリジン系（非ベンゾジアゼピン系）の新しい鎮静・睡眠薬である。ω_1ベンゾジ

アゼピン受容体に特異性があり，鎮静作用をもつが，抗けいれん作用，筋弛緩作用や抗不安作用はもたない。この薬はベンゾジアゼピン系の鎮静・睡眠薬に比べ，タキフィラキシー，薬の離脱症状，リバウンドによる睡眠障害，あるいはREM睡眠に及ぼす有害作用の可能性が非常に少ない。Zolpidemは作用の発現が早く，半減期は非常に短い（1.5〜3時間）。その結果，蓄積による翌日の鎮静や認知・実行能力の障害がみられる可能性は少ない。最も多い副作用は，鎮静，めまいやふらつき，頭痛などであり，頻度は低いが消化器症状がみられることがある。翌日の記憶障害は比較的まれである。

　他の鎮静薬やアルコールによる鎮静効果の相乗効果の可能性以外，他の薬物との重大な相互作用はほとんどない。いくつかの抗うつ薬と併用した場合，まれに精神病症状が起こるという報告がある[11]。Zolpidemは就寝時に5mgあるいは10mg投与する。腎障害，肝疾患，高齢の場合は，低用量を用いるべきである。標準量より多く用いた場合，耐性や依存性が生じることがある[12]。

> **用　量**
>
> Zolpidemは就寝時に5mgあるいは10mg投与する。腎障害，肝疾患，高齢の場合は，低用量を用いるべきである。

　睡眠障害の薬物療法を不眠時や短期間（例えば14日以下）行う場合であれば，zolpidemはベンゾジアゼピン系薬物と比較して臨床的に有利とはならない。しかし，長期の治療が予想される場合，この薬物は従来の睡眠障害治療薬を大きく上回る有効性を示す。

(2) Zaleplon

　Zaleplon（Sonata）は，最近発売された非ベンゾジアゼピン系薬物である。Zaleplonは超短時間型の吸収・効果発現時間を有し，

半減期はちょうど1時間である。Zaleplonはこうした特徴を有するため，理論的にはすべての鎮静薬の中で持ち越し効果が最も少ないと考えられる。短時間で効果発現し持続時間も短いため，入眠障害に対する使用が適当であるが，睡眠持続障害に対しても，翌日まで眠気が残る可能性が少なく，途中覚醒時に使用可能である。こうした目的でzaleplonを服薬するためには，少なくとも起床4時間前に服用すべきである。Zaleplonは，zolpidemと同様にω$_1$受容体特異性である。

頻度の多い副作用は，めまい，頭痛，傾眠である。翌日，記憶障害をもたらす可能性がある。初期投与量は決まっていないが，成人の推奨投与量は10mg，高齢者では5mg程度と考えられる。

4. その他

(1) Trazodone

Trazodone（Desyrel，デジレル，レスリン）は，鎮静・睡眠薬としてはFDA（米国食品医薬品局）に認可されていない。しかし，高齢者に対して広くこの目的のために使用されている。Trazodoneは通常，認可されているうつ病治療には高用量が投与されるが，単に鎮静・睡眠薬として用いる場合は，セロトニン受容体に対する効果が異なるため，低用量（例えば就寝時に25mg）の方が鎮静作用は高くなると考えられる。効果の発現はかなり早く，半減期は4～9時間である。低用量でのtrazodoneの副作用プロフィールは非常に好ましいもので，蓄積，タキフィラキシー，中止時の反跳性不眠などの可能性もほとんどない。しかし，こうした副作用についての知見は個人的な臨床経験が基礎となっており，計画的な臨床研究に

基づいたものではない。

(2) メラトニン

近年,(睡眠)代用薬が米国の大衆の間で広く用いられるようになった。薬草,栄養学的治療の中で,睡眠障害に対してメラトニンがよく用いられている。

メラトニンは,暗くなると自然に反応し,松果体の一部から分泌される中枢神経系ホルモンである。メラトニンは睡眠ー覚醒の日内周期に関係し,いくつかの睡眠障害で減少することが知られている。少なくとも1つのコントロールされた臨床研究で,この薬物の経口投与の有効性が示されている[13]。メラトニンはおそらく,タキフィラキシー,蓄積の可能性,あるいは重大な副作用はないと思われる。しかし,メラトニンは冠血管や大脳の血流を阻害する可能性があるという結果が動物研究で得られているため,理論的には,心血管疾患を有する高齢患者に対して用いるのは危険である。メラトニンは他の理由のために,長期のベンゾジアゼピン系薬物による治療を受けている患者の睡眠を改善するためには,最も有用と思われる。あるいは,何らかの原因によってメラトニン欠乏が起こっている患者に対しても有用であろう[14]。

利用可能な製剤は,薬物の放出が管理されていない製剤か徐放製剤で,1〜3mgの用量にわたる。しかし,メラトニン製剤は睡眠障害治療薬としてFDAの認可を受けるために必要な試験と品質管理を受けていない。メラトニンは,代用薬や薬草として位置づけられており,この薬を購入して使用するとき,表示された量の活性化されたメラトニンがカプセル中に含まれているという保証はなく,薬ビンの中に本当にメラトニンが存在するという保証さえない。著者

は，さらに研究が進んで品質保証がなされるまで，メラトニンの処方についてはあまり関心が向かない。

(3) ワレリアナ根

ワレリアナ根は何世紀もの間，鎮静剤や安定剤として用いられてきた。未確認の構成物質がおそらくGABA受容体に促進的に働くと思われる。よく用いられる用量は400〜900mgである。ワレリアナ根と別の薬物であるスカルキャップとが同時に投与された例で，肝障害が報告されている。この薬物の有効性あるいは副作用の真のデータは存在しないが，効果を示すのに十分な投与量が使用された場合，翌日，眠気が残ることがよくある。

(伊藤　欣司)

IV
うつ病に対する理解と治療の進歩：抗うつ薬，増強療法，気分安定薬

1. はじめに

　米国国民の5％が，常にうつ病に罹患している[16]。この割合では，8人に1人が生涯に1回以上うつを経験することになる[17]。高齢者が多い地域での有病率は若年者群とほぼ同じ約5％である。高齢者では抑うつ症候群と機能低下，健康状態と疾病に複雑な相互関係が存在する。大腿骨頸部骨折，心筋梗塞，脳卒中など重篤な疾患の入院治療後には高齢患者の約1/3にうつ病を併発する。同様に，ナーシング・ホームに居住する患者のうち15～25％が大うつ病の診断基準に適合し，残りの多数の患者も顕著な抑うつ症状を経験する[18]。

　うつ病は患った年齢層によって現れる症状が異なる。概して，うつ病に罹患した子どもは恣意的な行動をとるが，若年成人や中年では生気なく不快感や悲哀が現れる。うつ病を患っている高齢者では，アンヘドニアや喜びの欠如が多くみられ，無気力になったり，萎縮したりしているようにみえる。身体化（身体的愁訴の形をとる精神症状。身体疾患とは無関係なもの）は高齢者のうつ病でより高頻度に現れる症状である。こうした身体愁訴のほとんどは加齢とともに増加するため，臨床医は体調が悪いのは加齢のためとし，治療を積

> **診断基準**
>
> 診断と統計のためのマニュアル第4版（DSM-IV）によると，患者に2週間の間に5つまたはそれ以上の診断基準にあてはまる症状が存在し，病前の状態から変化を受けている場合，大うつ病と診断できる[15]。症状のうち，少なくとも1つは①1日の大部分およびほとんど毎日の抑うつ気分，もしくは②ほとんどの活動およびほとんどの時間における興味や喜びの喪失，が含まれなければならない。他の基準として，③食事療法をしていないのに体重減少，もしくは体重増加，④ほとんど毎日の不眠もしくは過眠症，⑤ほとんど毎日の精神運動性の焦燥または制止，⑥ほとんど毎日の患者の通常状態よりも悪化した疲労もしくは気力の減退，⑦ほとんど毎日の無価値感，絶望感，不適切な罪悪感，⑧ほとんど毎日の決断力低下，思考力の変化または集中力の低下，⑨反復する死または自殺についての思考。

極的に行わないことがある。

うつ病による米国国内における総費用は，診療費，薬剤費，社会生産力の低下，自殺に関して毎年約440億ドルに上る。社会的混乱，離婚，労働者の報酬，障害など，表面化しないうつ病の影響を含めた場合，この数字はさらにとてつもなく高額なものになるだろう。現在米国の65歳以上の高齢者人口は3,000万人以上である。高齢者人口比率，高齢者人口ともに増加し続けているが，高齢者の抑うつ状態は若年者のそれより重症であることが多いため，社会におけるコストは幾何級数的に増加するであろう。

抑うつ症候群は特に見落とされやすい[19,20]。2万人もの人々が毎年自殺で死亡している。全年齢層に対する自殺の危険率は人口10万人対12.4人であるが，80歳代のうつ病患者では10万人対25.6人にもなる。高齢白人男性が最大の危険因子である。独居者，慢性疾患，アルコール症が危険因子として加わる。高齢者の自殺の多くはうつ病エピソードの初期に発生する。このときの重症度はせいぜい中等度にすぎず，自殺者の抑うつ徴候は認知されず未治療である場

合が多い。自殺既遂者の3/4以上は死を選ぶ1カ月前以内にプライマリケア医を受診していた。

> 自殺既遂者の3/4以上は死の1カ月前以内にプライマリケア医を受診していた。

これまで研究されてこなかったが、ナーシング・ホームでは発表されている以上に自殺が起こっていると考えられる。著者は、15分ごとの自殺予防観察の対象となっていたある高齢男性の死因についての再調査結果を思い出す。彼が血液透析のシャントを自分で除去し失血死したことはほぼ間違いないにもかかわらず、その事実は隠蔽され、公的には事故死と記載された。

われわれは明らかに、経済的損失・生命的損失を防ぎ適切な介入がなされたならば、救えた患者とその家族の苦悩を和らげる機会を見過ごしている。

うつ病はQOLの重大な悪化をまねく[21]。それどころか、うつ病は身体疾患をまねき、不健康な状態を拡大し、身体疾患の死亡数を増加させる。また逆に、身体疾患がうつ病を引き起こすこともある[22]。癌、クッシング病、糖尿病、パーキンソン病、心筋梗塞、脳卒中が典型的である。

2. うつ病と痴呆

うつ病と痴呆は高頻度に合併する。抑うつ状態がアルツハイマー病の初期徴候の場合もあるし、うつ病が明らかな認知機能障害を伴うこともある[23-25]。痴呆は多発性脳梗塞（MID）であれ、アルツハイマー病であれ、他の病理によるものであれ、抑うつ症状を伴うことがある[26]。ForselとWinbladは、1,000例以上のスウェーデン人高齢者を対象にした調査で、27.8％が痴呆に罹患していた結果を

報告している。非痴呆者を対象とした調査では約4％が大うつ病に罹患しているのに対し，痴呆患者を対象にした場合，約12％が大うつ病の診断基準を満たし，危険率は4倍であった。脳血管障害と抑うつ状態との間にも臨床的関連がある。MRIによる調査では，脳室周囲の白質病変と抑うつ状態との間に関連性を示唆する報告がある[27]。「血管性うつ病」（Vascular depression）の危険因子は高血圧，糖尿病，低HDLコレステロール，高LDLコレステロール，血漿中のホモシスチン高値，喫煙―すなわちアテローム硬化症の危険因子である。

　かつて，「仮性痴呆」という用語が痴呆に似た症状を伴う高齢抑うつ状態患者に対して用いられていた。たしかに一部の人は抑うつ状態だけを患い，大うつ病エピソード中に認められた認知障害は，大うつ病の治療後には完全かつ永続的に治癒した。しかしながら現在では，最初の症状が抑うつ状態で始まった高齢者では，抑うつ状態が適切に治療されたにもかかわらず，徐々に痴呆症状が出現する例が無視できない数で存在することが認められている。これらの症例では抑うつ状態が痴呆の前駆症状であることは明らかである。

　痴呆とうつ病が区別できる場合もある。精神状態に関する質問をしたとき，痴呆患者は答えようと努力するが，うつ病患者はしばしば「わからない」と答える。痴呆患者は発症が潜行性であるのに対して，うつ病患者では急速に生じ，大抵の場合は誘因となる想起可能なライフイベントをもつ。「ニアミス」回答は痴呆でもうつ病でも同様に起こる。痴呆患者では昼夜逆転した睡眠障害をとることが多いのに対し，うつ病患者では過眠はまれである。

早朝覚醒が高頻度に起こり,不安を併発している場合は入眠困難を伴う。

うつ状態は,通常不穏といわれる問題行動を伴う痴呆患者にも認められる。痴呆患者の「不穏」に対する治療アルゴリズムは,抗けいれん薬,選択的セロトニン再取り込み阻害薬(SSRI),buspirone,抗精神病薬が推奨されている。著者は,不穏は高齢痴呆患者に広く一般的に潜在する病理ととらえるべきであると考えている。不穏に対する治療法を選択できるような診断,または診断作業仮説を早急に確立すべきである。うつ状態の背景に軽度から中等度の痴呆(例えばMMSE(Folstein Mini Mental Status Examination)で15点以上)があると疑われる場合,アメリカ指導医協会:臨床実践ガイドラインでは,老年期うつ病評価尺度(Geriatric Depression Scale: GDA)を用いることを推奨している。15項目からなる短縮版でも,30項目からなる通常版と同程度の信頼性がある。どちらもCalifornia州Palo Alto退役軍人医療センターのJerome A. Yesavage, M.D.が開発したものである。これらの臨床的ガイドラインは,MMSEが15点以下の患者に対してコーネル式痴呆患者うつ病尺度(Cornell Scale for Depression in Dementia)の使用を推奨している。

> **ノート**
>
> 視床下部,下垂体,副腎髄質の調節失調に伴って発生する急性反応の増加,前炎症性細胞分裂の促進,白血球数の上昇や,REM睡眠の増加,過覚醒が,高齢者の抑うつ状態と関連する。長い結婚期間ののちに配偶者を亡くして悲嘆にくれている人の白血球はin vitroで走化性の減少が認められるといわれており,感染症に対する抵抗力の低下が生じていることが示唆されている。ConvinskyとFortinskiらは,入院中の高齢者に起こった抑うつ状態と身体疾患の予後不良との間に明らかな関連性があると報告している[30]。

3. うつ病の遺伝学的,神経化学的仮説

　遺伝子は抑うつ状態を起こす原因として,無視できない役割を果たしていると考えられる。女性が抑うつ状態になる危険率は男性の約2倍である。しかし,男性の方が自殺を実行する可能性は高い。Rischは,抑うつ状態ではDNAの変化が生じ,DNAの変化しやすさは遺伝性か,または何らかの環境の影響によるのではないかと報告している[29]。

　近年,うつ病(そして,事実上すべての抗精神病薬の効果)に対する生化学的,細胞学的仮説がDunman, Heninger, Nestlerらによって提案された[32]。環境によるストレスは,特定の神経細胞の機能や生存に必要な神経栄養物質の産出に影響する。概念上,この仮説とRischのDNA変化に関する仮説との間には関連性がある。早期に現れる抑うつ状態が痴呆発症の前兆であることが,この仮説で説明できるかもしれない。

　うつ病の原因として,特定のモノアミン仮説は広く受け入れられている。多くの研究者が同意するのは,ノルエピネフリン産生量減少とシナプスへの放出量低下が生じ,そのためシナプス前α_2アドレナリン性受容体(ヘテロ受容体)活性の増加を伴うノルエピネフリン活性のダウンレギュレーションが起こっているという仮説である。セロトニンの放出,移送ないし神経細胞内へのセロトニン神経伝達は減少する。ドパミン活性は減少するが,アセチルコリン活性は上昇する。サブスタンスPやコルチコトロピン放出因子のような他の神経ペプタイドの異常もあるだろう。抗うつ薬はこれら神経伝達物質異常の1カ所もしくは複数個所を是正するように働いているのは明らかである。

4. エストロゲンとうつ病

エストロゲン補充療法とfluoxetineの反応は，多施設老年期うつ病研究で調査された[33]。エストロゲンがうつ病に対し効果的である理由や有効性が解明されなかったばかりか，当然のことながら，はっきりとした神経化学的有効性すら証明されなかった。エストロゲン療法の結果，体調がよくなったことで抑うつ状態が軽減している可能性がある。

高齢女性のうつ病治療に対するエストロゲン補充療法の役割はまだ解明されていないが，エストロゲン補充療法を受けているうつ病女性は，補充を受けていない人よりもよくSSRIに反応する[37]。うつ状態に関連性がある大脳のアテローム硬化症や脳室周囲の白質病変を引き起こす脂質に対して，エストロゲンが有益な効果を及ぼしたためという仮説が立てられている。ただしエストロゲンが脳に対して多彩な神経化学的効果を及ぼしているという証拠もある。アルツハイマー病の予防と直接関係あるところでは，bleomycinによって引き起こされたDNAの損傷に対し，エストロゲンに修復を促進する作用を有することがin vitroで示された。エストロゲンは脳において抗炎症作用があるらしいこと，脳のグルコース利用促進効果があるということがわかった。

エストラジオールは，βアドレナリン受容体と$5HT_2$受容体のダウンレギュレーション，モノアミン酸化酵素の抑制，視床下部におけるカテコールアミンの放出の促進など，数多くの神経系を調整している。

エストロゲンは，DNA修復を強化すると考えられる向神経作用，神経保護作用を有している。

5. 抗うつ薬の分類

(1) モノアミン酸化酵素阻害薬（MAOI）

最初に発見された抗うつ薬はモノアミン酸化酵素阻害薬（monoamine oxidase inhibitor: MAOI）であった。現在再びMAOIに回帰することになるが，民間の薬草療法に使われるセントジョーンズワート（セイヨウオトギリソウ）がシナプス終末でモノアミン酸化酵素を阻害する作用によって，うつ病に対しある程度の治療効果を発揮する可能性が示唆されている。

MAOIによる治療の結果，シナプス前神経細胞でノルエピネフリン，セロトニン，ドパミンの分解速度が低下し，それらの神経伝達物質としての活性が増強する。しかし薬物間および薬物─食物間の相互作用が大きく影響すること，また多くの忍容性問題とも相まって，この薬物は過去のものとされ，事実上ほかのどのような薬物にも反応しないごく少数の患者にしか使用されなくなっている。系統立てられた薬物がその危険性ゆえに治療に用いられなくなった一方で，"自然の"より安全な治療法（セイヨウオトギリソウ）として復活したのは皮肉なことである。

(2) 三環系抗うつ薬

三環系抗うつ薬（TCA）は2番目に登場した抗うつ薬で，現在まで30年以上使用されてきた。この治療薬は神経伝達系に対する多様な薬理作用を介して治療効果を発揮する。この治療効果は主に，シナプス前終末におけるノルエピネフリンとセロトニンの再取り込み阻害に関連していると考えられる。再取り込み阻害の結果，シナプス間隙の神経伝達物質濃度が上昇し，これらの神経伝達系が活性

化することでうつ病が緩和される。不幸にして,三環系抗うつ薬はムスカリンM_1およびM_2受容体,アドレナリン受容体,ヒスタミン受容体をも阻害するため,多くの副作用の問題が発生する。

(3) 選択的セロトニン再取り込み阻害薬(SSRI)

比較的最近,fluoxetineが最初の選択的セロトニン再取り込み阻害薬(selective serotonin reuptake inhibitor:SSRI)として登場した。まもなく,sertraline,paroxetineがSSRIグループの一員となり,ごく最近になってfluvoxamine,citalopramがこれに加わった。これらのSSRIは,程度の差こそあれセロトニン系以外の他の神経伝達系にも「放出的」作用を及ぼすが,三環系抗うつ薬よりも選択的なセロトニン再取り込み阻害作用を有する。安全性(治療/毒性比),用量反応曲線が平坦で投薬量調整が最小限ですむこともあって,SSRIは優れた安全性と忍容性を有することから,うつ病治療にとっての大きな福音となっている[23,25]。しかしながら,この種の薬物の特徴は「選択的」セロトニン取り込み阻害しかないため,重症抑うつ状態に対して「非選択的」な薬物ほどには効果がない印象がある。それゆえ,抗うつ薬はどれも同じ程度の効果(約70%の有効性)があり,抗うつ薬は主として副作用の特徴から使い分けられることに,著者も含めた精神科医全員が同意している一方で,重症抑うつ状態にはSSRIのような「選択性の高い」薬物はあまり効果的ではないとする考え方が強くなってきている。

(4) その他

最初の3つのSSRIが登場したあと,印象的な新薬の「潮流」が出現した。この種類に属する薬物はどれ1つとして類似点をもたない

個性派である。この種類にはbupropion, trazodone, nefazodone, venlafaxine, mirtazepineが含まれる。

表3（p.50〜51）にすべての種類の薬物，その商品名，最も重要な治療効果の要約を示した。

6. 抗うつ薬の薬物経済学

SSRIはうつ病治療の最も経済的な薬物であることが数多くの実証的研究で明らかになって以来，うつ病治療の最も重要な位置を占めるようになった[38-41]。SSRIと三環系抗うつ薬とを比較する研究が数多く行われた。三環系抗うつ薬は，単位量あたりは安価であるが，薬物のモニタリング，投薬量調整や副作用の治療のために頻回に通院する必要があること，入院費用などを含めると疾患あたりの費用総額でははるかに高額となる。これらの研究は，副作用のリスクがほとんどない症例や，副作用が治療的効果をもたらすと考えられる症例に対して，費用対効果を念頭においてわざわざ三環系抗うつ薬を処方する根拠となった。三環系抗うつ薬は十分なヒスタミンH_2阻害効果をもつため，少なくとも理論的には，胃潰瘍を伴ううつ病患者にはH_2ブロッカーを中止して三環系抗うつ薬単剤で治療できるだろう。慢性疼痛を伴ううつ病患者は臨床でよくみられるが，さまざまな部位に移動する痛みを有するうつ病患者や緊張性尿失禁を伴ううつ病患者のときと同様，三環系抗うつ薬が有効であろう。

著者は，三環系抗うつ薬が「毒物」であるとする最近の文献には

一理あるが，大げさすぎると考えている。重症抑うつ状態に対してSSRIは効果が乏しいことや，最初の治療法の選択に失敗したときの疾患あたりのコストの問題などがあるが，薬物経済学的研究はこれらの問題について広く見すえていない。著者は，特定の三環系抗うつ薬および他の新しい種類の抗うつ薬を公式化した治療指針に含めることを勧めたい。とはいえ，それらを選択することが賢明な場合があることは，作用機序の点からも裏づけられている。

7. 加齢に関係した代謝変化

著者は以前の論文で，向精神薬の代謝が加齢に伴って変化する際の特徴について，完全に対処するための概要をまとめた[42]。表4（p.52）に抗うつ薬に関連した加齢による変化の概略を簡単にまとめた。

8. うつ病の診断

うつ病の診断を下した患者に対して最初にすべきことは，精密検査を行うことが適切であるか否かの判断を下すことである，と診療ガイドラインに記載されている[43]。高齢の終末期患者である場合，精査や治療をしても全体の予後が変わらない可能性がある。患者が治療を拒否する場合もあるだろう。こうした患者のうち，十分に判断力があり，状態が自然寛解する場合もあれば（一部の大うつ病のように），混乱をきたし，自傷他害のおそれがあり，強制的な治療が必要なほど状態が悪化している場合もある。

こういったことを「危機一髪」というのであろう。賢明な臨床医

表3 抗うつ薬：種類、商品名、量、副作用、コメント

薬物	薬品名	一日量	日本での使用量	抗コリン作用	焦燥・不安	胃腸障害	起立性低血圧	鎮静効果	性機能障害	コメント
MAOI										
Phenelzine	Nardil	45～90mg		++	0	+	++++	++	+++	高齢者には勧めにくい。食品や薬物との相互作用がある。Phenelzine参照。まれな重症例に用いる。
Tranylcypromine	Parnate	20～50mg		++	++++	+	++++	0	+++	
環系抗うつ薬										
Amitriptyline	トリプタノール、ミケトリン、ラントン	100～300mg	30～300mg	++++	0	0/+	++++	++++	++++	慢性疼痛／うつ病専用
Imipramine	イミドール、トフラニール	100～300mg*	25～300mg	++++	0	0/+	++++	+++	+++	頻尿／うつ病専用
Nortriptyline	ノリトレン	50～200mg	10～150mg	++	0	0/+	++	++	+++	抗コリン作用を避けたいとき。
Desipramine	Norpramin	100～300mg*		++	0/+	0/+	++	++	+++	抗コリン作用を避けたいとき。
Doxepin	Sinequan	100～300mg*		++++	0	0/+	++++	++++	+++	鎮静もしくは抗ヒスタミン効果が必要なとき。
Protriptyline	Vivactil	20～60mg*		++++	+++	0/+	++	0/+	+++	
Trimipramine	スルモンチール	100～300mg*	50～300mg	+++	0	0/+	+++	++	+++	
Clomipramine	アナフラニール	100～250mg*	50～225mg	++++	0	0/+	++++	++++	++++	強迫性障害にセロトニン、ノルエピネフリン作用の平衡がとれている。
Maprotiline	ルジオミール	150～225mg*	30～75mg	++	0	0/+	++	++	++	
Amoxapine	アモキサン	200～600mg*	25～300mg	+	0	0/+	+	+	+++	代謝産物が抗精神病作用、錐体外路症状、遅発性ジスキネジアをもつ。

Ⅳ うつ病に対する理解と治療の進歩：抗うつ薬，増強療法，気分安定薬

薬物	薬品名	一日量	日本での使用量	抗コリン作用	焦燥・不安	胃腸障害	起立性低血圧	鎮静効果	性機能障害	コメント
SSRI										
Fluoxetine	Prozac	10**〜80mg		0	+++	+++	0	0	+++	半減期が長い。
Sertraline	Zoloft	50〜200mg		0	++	++++	0	0/+	++++	
Paroxetine	パキシル	20〜60mg*	20〜40mg	+	+	+++	0	++	++++	若干の抗コリン作用。
Fluvoxamine	デプロメール，ルボックス	100〜300mg	50〜150mg	0	+	+++	0	++	+++	強迫性障害。
Citalopram	Celexa	20〜60mg		0	0/+	+++	0	0/+	++++	最も純粋なSSRI。
新しい抗うつ薬										
Trazodone	デジレル，レスリン	200〜600mg	75〜200mg	0/+	0	++	++++	++++	0	睡眠障害に就眠時25mg，1日2回，もしくは就眠時。不安抑うつ状態。
Nefazodone	Serzone	300〜600mg		0	0/+***	++	+	+++	0	禁煙して用いる。他の薬物より鎮静効果強い。
Bupropion	Wellbutrin	150〜450mg		0	++++	++	0	0	0	1日2回投与だとけいれん発作を起こしにくい。
Bupropion SR	Wellbutrin SR	150〜400mg		0	++++	++	0	0	0	
Mirtazepine	Remeron	15〜45mg		0	0	0/+	0	+++	0	焦燥，無食欲症，うつ病に。
Venlafaxine	Effexor	75〜375mg		0	++	++++	0/+	+	++++	焦燥，無食欲症，うつ病に。
Venlafaxine XR	Effexor XR	75〜375mg		0	++	++++	0/+	+	+++	XR形のカプセルで。

＊血中濃度の測定が有用
＊＊パニック障害と高齢者の初期投与量
＊＊＊CP450の酵素活性がないまたなケースに

表4 加齢に伴う薬物代謝の変化

吸収

↓	胃腸血流		
↓	胃腸吸収用量	↓	総吸収量
↓	胃腸運動性	↓ ↑	総吸収量

代謝

↓	胆肝系	↑	ある種薬物の生物活性
↓	肝体積		
↓	CP450容積	↑	体外排出半減期
↓	CP450誘導		
↑	肥満によるグルクロン酸包合	↓	体外排出半減期

体内分布

↑	肥満率	↑	水分に溶解する薬物量
		↑	体外排出半減期
↓	体内水分量の比率	↓	水分に溶解する薬物量
		↑	体外排出半減期
↓	アルブミン結合量	↑	遊離薬物量
		↑	体外排出半減期
↑	α-1酸糖蛋白結合	↑	遊離薬物量
		↓	体外排出半減期

体外排出

↓	腎血流量
↓	腎体積
↓	濃縮能
↓	糸球体変性による糸球体濾過率の増大

(Refference:reprinted from Geriatric Psychopathology:Parmacokinetics of Psychotropic Drugs in the elderly. Smith, DA(ed). Behavioral Health Resource Press, Providence, R. I., 1995.)

なら，うつ病の症状として認知力と判断力が低下していないか，身体疾患を伴っていないか，自殺傾向がどの程度であるかを慎重に評価するだろう。もし，患者に自傷他害の危険性が高いのであれば，患者を強制的に精神病院に入院させ，薬物療法を受けさせるか，電気けいれん療法（electroconvulsive therapy: ECT）を受けさせ，死の可能性がある疾患（うつ病）から患者を救うように，家族に勧めるべきである。患者の権利を擁護する多数の人たちは，著者の意見に嫌悪感を覚えるであろう。しかしながら，判断力を侵された患者の第1の権利は，治療を受けることだと著者は固く信じている。現在は判断力が障害されているが，以前は明らかに判断力を有していたという証拠があったときになされた患者自身の意志表示があり，種々の精神科治療が行われるべきではないと判断された場合には，積極的な治療介入から退くべきである。

多くのうつ病患者は，受動的な自殺願望から治療を拒否する。また，自分のおかれている状況を絶望視して，改善の可能性について希望をもっていない場合もある。さらに，自分には助けられる価値などないという罪責妄想に陥っている場合もある。以前からの価値観や健康に対する信念に基づくのではなく，うつ病のために治療拒否がなされていると考えられる場合，法的に有効で積極的な治療を行う価値がある。正直なところ，著者は治療を拒否しているうつ病患者に対して（拒否を行う判断力の有無を吟味せずに）「放任主義的」アプローチをとることは，怠慢な医療行為であると信じている。

病歴聴取は，DSM-Ⅳの大うつ病や気分変調症の診断基準に記載されている抑うつ症状を念頭において行われるべきである。うつ病の誘因としての危険因子については十分吟味する必要がある。うつ病の危険因子には，生活環境の大きな変化，最近の家族もしくは友

表5　高齢者の抑うつ状態：特徴と危険因子

特徴
- 喜びの喪失：若年者よりこの傾向が強い
- 悲しみ：若年者ほど回数は多くない
- 身体化：すべての年齢層の抑うつ状態を伴う患者にみられるが，特に高齢者では問題になる
- 睡眠障害：中高年での睡眠持続障害
- 病院を受診する理由が明確でないこと
- 痴呆の先駆症状であることがある
- 薬物療法で毒性の危険性が高い
- 自殺の危険性が高い
- 独居していることが多い
- 食生活，活動性，易疲労感，性機能，集中力，注意力の変化

危険因子
- 女性，ただし自殺者は男性が多い
- 一人暮らし，離婚，未亡人
- アルコール症（抑うつ状態のため二次的にアルコール症になった者も含む）
- 低い社会階層
- 感情障害の家族歴を有する者
- 重大な身体疾患
- 不安性障害かパニック障害
- 長期間の介護施設入所

表6　抑うつ状態を引き起こしやすい疾患

- 大腿骨頸部骨折
- 心臓血管性発作（特に局在性でないもの，前壁）
- 心筋梗塞
- 癌（特に膵臓癌）
- 甲状腺機能低下症
- 無欲状性甲状腺機能亢進症
- クッシング病，クッシング症候群
- 慢性疼痛症候群
- すべての重篤あるいは慢性疾患

人の死，うつ病の家族歴，うつ病の既往歴（とりわけ精神病症状や希死念慮を伴うもの），精神科入院歴，アルコールおよびタバコを含む薬物乱用，重篤な身体疾患の既往歴，うつ病に関連した治療薬の副作用などがある。表5に，高齢者うつ病の特徴とうつ病の危険因子をあげた。表6には，うつ病を引き起こしやすい身体疾患を列

記した。薬剤性の抑うつ状態については，以前の論文で概説している[44]。

末梢血球数，電解質，BUN，クレアチニン，空腹時血糖，甲状腺刺激ホルモン，ビタミンB_{12}と葉酸値，尿検査，肝機能，心電図，胸部Ｘ線写真，特定の人を対象としたHIV感染検査などの臨床検査の結果は身体的状況を明らかにしてくれるが，検査値の異常がうつ病の前触れであったり，うつ病と取り違えられる症状を伴うものであったりする場合もある。ジギタリスを服用している患者については血中濃度を測定すべきである。ジギタリスによるうつ病様症状は，治療濃度内でも生じる場合がある。

現在までの睡眠状況，社会的機能，栄養摂取，病前性格，機能状態（日常生活の活動性と自立能力）についての評価を行うべきである。アジソン病もしくはクッシング病が疑われる場合，下垂体および副腎のさらに精密な検査を行うことが有益である。CTやMRIによる画像診断も，腫瘍や痴呆性疾患，その他の脳症と鑑別する上で重要である。神経心理学的検査は有益な情報をもたらしてくれることがある。

高血圧症で，「猪頸」や肥満症があり，いびきをかく人，とりわけ「自分のいびきで目が覚める人」には，睡眠ポリグラフが適応になる。しかしながら，高齢者に睡眠無呼吸症候群の診断を下す場合にはそれだけでは不十分であり，無呼吸，低呼吸のエピソードが頻繁に発生していることが必要とされる。

うつ病は「老年医学の隠れた障害」の1つである。高齢者は自我異和的な情報を表出することを嫌うため，医師にとってうつ病の診断を下すのが困難なことがある。病歴を確実にするためには，家族から情報を集めることがとりわけ診断の助けになる。

(1) 方法

高齢者のうつ病を明らかにするような精神医学的な方法論が検討される以前には,観察力の優れた臨床医は,うつ病についての評価を認知能力の検討から始めた。一般的にこの評価はMMSEで行われる。この検査で15点以上の患者について,15項目の短い設問からなる老年期うつ病評価尺度が用いられ,MMSEで14点以下のより重度の患者については,コーネル式痴呆患者うつ病尺度が行われる。老年期うつ病評価尺度が患者を実際に問診して評価するのに対し,コーネル式は「介護者」の観察に基づいて点数化する。

非白色人種(アフリカ系アメリカ人またはアメリカ原住民)の患者は,疫学研究センター式うつ病評価尺度(Center for Epidemiologic Studies of Depression Scale: CES-D)がより適している。うつ病の検査と治療のアルゴリズムは,評価法の見本も含めて,1996年版アメリカ指導医協会:うつ病臨床ガイドライン(American Medical Directors Association Clinical Practice Guidelines for Depression, 1996)でみることができる。

9. うつ病の非薬物療法

運動には明らかな抗うつ効果がある[46-48]。どんな高齢者のうつ病治療計画にも,身体を動かす要素を欠かすべきではない。たとえ重篤な身体障害をもっていたとしても,ジョギングのように腕を振ったり,交互に足を上げる動作をしたり,車椅子の患者には自転車に似た形のレストレイターのような単純な器具を用いることが有意義である。

抑うつを伴う患者の中に,季節性に抑うつ状態に悩まされる人た

抑うつを伴う患者の中に,季節性に抑うつ状態に悩まされる人たちがいることが知られている。患者は日照時間が減少する冬期間に抑うつ状態が悪化する。暗い照明の室内にいる時間が長くなったり,(大西洋岸北西部のような)曇った日が多い地域に生活したりすることが,季節性感情障害の危険因子となる。この疾患の患者は,毎朝高輝度の照明に短時間当たることが非常に有効である。

うつ病の治療手段として,多くの精神療法は有効であり,いくつかのPETによる研究からは,精神療法それ自体が向精神薬のように神経伝達系に影響をもたらすことが示唆されている。結婚療法,支持的精神療法,精神分析,短期指示的精神療法,認知行動療法,これらすべてが個々のケースに応じて用いられる[49]。標準的なプライマリケア医は,これらの技法を行う時間的余裕がないため,有能な臨床心理士に相談(紹介,依頼ではなく)するのが有益であろう。

しかしながら,患者と継続して関わっていく家庭医,内科医あるいは老年医学医がこれらの技法を学んだり練習したりすることを,何ら妨げるものはない。多くの高齢患者は,「精神科医による治療」よりも内科医からこうした治療を受けることを好むだろう。精神療法に対する規定の料金体系があり,プライマリケア医でも行うことが可能である。

うつ病の治療として最も効果的なのは,薬物療法と非薬物療法の併用であり,これらを単独で用いるより有効である[50]。

ECTはいろいろな種類の抗うつ薬を試みて無効だった患者だけではなく,精神症状を伴う患者,抗うつ薬の使用によって悪化する可能性のある重篤な身体状態にある患者,拒食や「寝たきり」となったため衰弱し急速な回復を要求される患者などにも有効である。

ECTは速やかに回復する治療を求めている患者，薬物療法と比較してECTが安全な治療法であることを理解している患者，入院治療では長期化したり費用がかかりすぎるおそれのある患者などにも，第1選択と考えてよいだろう[51]。

10. うつ病治療における薬物療法の進め方

　新しい薬物に重点をおいた抗うつ薬の薬物動態学や薬力学に関して概説する前に，他の総合的な取り扱い方について簡潔に言及したい。

　以前著者は，精神病症状を伴ううつ病治療の進め方について，うつ病が改善すると精神病像は消退するという考えから，抗精神病薬は用いずに抗うつ薬を投与するという選択肢があるという報告を行った。最近の研究では，このような方法では効果が乏しく，回復が遅くなる場合があることが示された[52]。三環系抗うつ薬であるamoxapineでの治療は，この薬物の最初の代謝産物が抗精神病作用をもつことから，実効性のある選択肢の1つであり続けてきた。しかし今日では，副作用の面で三環系抗うつ薬より有利な新しい薬物が登場し，amoxapineによる治療は非常にまれな状況に限局されるだろう。ほとんどの患者にはSSRIと抗精神病薬の併用，あるいはECTと継続ECT療法，ECTと抗うつ薬の併用などが行われる。前述のとおり，複数のモノアミン系に大きな影響力をもつ新しい薬物は，実際に重症うつ病患者においてSSRIよりも有効であると考えられる。

(1) 抗うつ薬治療計画

いったん抗うつ薬による治療が選択されたら、臨床医は副作用と効果を観察する計画の概要を立案し、治療の導入期に、必要と予想される治療期間を予測するべきである。症状の緊急性によって治療法が選択されることになると思われる。Methylphenidate（Ritalin, リタリン）は狭義の抗うつ薬ではないが、ある種の抑うつ症状に対し即効性があり、食事や水分の摂取を促進し、寝たきり状態の患者が再び動けるようになることがあるため、「化学的ECT」として用いられる。Methylphenidateは1日程度で効果が発現し、多くは3日おきに投与量が調整される。狭義の抗うつ薬の中ではvenlafaxineが最も即効性があり、早い人では1週間で効果が発現する。他の抗うつ薬は効果発現まで時間を要し、ほとんどの臨床医は、服薬開始後4〜6週間を経ないと効果は期待できないと考えている[53]。しかし経験豊かな臨床医は、症状の軽減は時に徐々に始まり、ある症状の予期せぬ改善が別の症状の改善に重なって現れることや、「2歩前進し、1歩後退する」こともあるということに気づいているだろう。

QuitkinとMcGrathらは、多くの患者は徐々にではあるが確実な改善を示し、臨床医は治療開始後4〜6週間で完全な寛解が得られるかどうか予測することができるという報告を行った。投薬後1週間で明確な改善がみられない場合でも、同じ薬物で6週間後に改善する可能性は50％である。2週間たっても改善がみられない場合でも、同じ薬物で改善する可能性は40％ある。治療開始3週間後に改善が全くみられない患者は全体の1/3にすぎないが、4〜5週間たっても治療反応性が認められない患者は、現在使用中の薬物で改善する可能性はほとんどない[54]。

著者は通常，抗うつ薬投与開始後4週間しても改善が認められない患者に対しては使用薬物を変更する。もし1種類の神経伝達物質系にのみ強力に作用する薬物を使用していたとしたら，より多くの神経伝達系に作用する薬物に変更する。著者は通常，抗うつ薬を別の種類に変更するが，同種の別の薬物に変更する方が合理的で，効果が得られやすいとする文献もある。

　臨床医は，うつ病の治療前の状態と現在の状態を問診によって質的に比較し，その結果に基づいて効果判定を下す。ハミルトンうつ病評価尺度（Hamilton Depression Scale），ベック抑うつ評価尺度（Beck Depression Inventory），老年期うつ病評価尺度，コーネル式痴呆患者うつ病尺度などのうつ病評価尺度のうち，以前行った評価尺度を繰り返して行う場合もある。皮肉なことに，自殺の危険性はうつ病改善の初期に高まるため，自殺の危険性を繰り返し評価することを勧めたい。思考の貧困が認められた治療前の状態に比べ，治療開始後は認知機能が改善し，自殺衝動が高まったり自殺を計画することができるところまで能力が改善する。精神運動の遅滞がみられた患者は，自殺念慮があってもエネルギーが不足していて実行できない。抗うつ薬治療の初期段階では，自殺念慮が改善されないうちに自殺を実行に移すエネルギーを得てしまうことがある。SSRIによる治療では，さまざまなメカニズムから自殺の危険性が高まることを推論した文献があるが，まだ推論の域を脱してはいない。ECTは即効性があり，自殺を実行するだけのエネルギーが回復する前に希死念慮を消失させるため，自殺の危険性が非常に高い患者にはECTを行うのが最も適切であると考えられる。

(2) 治療期間

往々にしてプライマリケア医は，必要な期間，うつ病治療を継続しないため，患者が再発するリスクを高めてしまう。最初の大うつ病エピソードで治療を受けた患者に対して，十分に寛解したのち，少なくとも6〜9カ月は抗うつ薬の投与を続けるべきである。人生で2回目の大うつ病エピソードを経験した患者には，観察期間まで1年間は治療を継続する必要がある。3回目の大うつ病エピソードを迎えた患者は，生涯維持療法を受ける必要がある。表7に推奨される治療期間をまとめた[55]。高齢者では，たとえうつ病の初回エピソードであっても，より長期間の治療を行うべきである[56]。

表7 うつ病の治療期間

●初回エピソード	6〜9カ月
●高齢者の初回エピソード	12カ月
●2回目のエピソード	12カ月
●2回目のエピソード，複雑な場合*	生涯
●3回目のエピソード	生涯

＊精神病像を伴う者，自殺念慮をもつ者，高齢者のほとんど全員

11. 薬物療法

(1) モノアミン酸化酵素阻害薬（MAOI）

MAOIには，phenelzine (Nardil), tranylcypromin (Parnate), isocarboxazid (Marplan) が含まれる（訳注：いずれも本邦未発売）。文字どおりこれらの薬物は，前シナプスニューロンでモノアミン酸化酵素を阻害し，モノアミン性神経伝達物質であるノルエピネフリン，セロトニン，ドパミンを増加させる。これらの薬物は非可逆的，

非選択的である。モノアミン酸化酵素の可逆的阻害薬であるmoclobemide（Aurorix）は，ヨーロッパにおいてのみ使用可能である。Selegilineすなわちl-deprenyl（Eldepryl）はモノアミンB酸化酵素の選択的阻害薬で，パーキンソン病の予防薬として用いられるが，うつ病の治療薬としては用いられていない。この薬物はアルツハイマー病における認知に対し，何らかの効果を有する可能性がある。

もともとMAOIは最初に発見された抗うつ薬であり，その後上市された抗うつ薬と同等の効果があるが，起立性低血圧，睡眠障害，性機能障害などの副作用が頻繁に認められた。MAOIを服用中に熟成したチーズ，ワインなどチラミンを含む食品や，ほかの多くの薬物を摂取すると，重大で致死的な相互作用が起こる。メーカーの添付文書には高齢者には使用禁忌となっているが，治療抵抗性の患者ではMAOIの使用が有益である可能性がある。

(2) 三環系抗うつ薬

三環系（異環系を含む）抗うつ薬の治療効果の大部分は，ノルエピネフリンおよびセロトニン再取り込み阻害によってもたらされている。どの神経伝達系に特異性があるかはそれぞれの薬物で異なっている。残念なことに，三環系抗うつ薬は，抗ヒスタミン作用，抗コリン作用，抗ムスカリン作用を有しているし，αアドレナリン阻害作用もある程度有している。これらの神経伝達系に起因する副作用については，このシリーズの初期の文献に記載している[4]。

(3) 選択的セロトニン再取り込み阻害薬（SSRI）

SSRIの開発は，近年の抗うつ薬治療の忍容性を大きく改善した。

SSRIはfluoxetine（Prozac）の導入で始まり，sertraline（Zoloft），paroxetine（Paxil，パキシル）がすぐに市場に加わった。最近，fluvoxamine（Luvox，ルボックス，デプロメール）が強迫性障害の治療薬として市場に加わった。ごく最近になって，citalopram（Celexa）がSSRIファミリーに加わった。SSRIは名前のとおり強力なセロトニン再取り込み阻害作用を有するが，その選択性は薬物によって異なっている。

SSRIの開発は，近年の抗うつ薬治療の忍容性を大きく改善した。

a. 作用機序

抑うつ状態では，セロトニン作動性神経でシナプス後神経終末のセロトニン受容体のアップレギュレーションが生じている。シナプス前自己受容体もその数を増している。SSRIはセロトニンの再取り込みを阻害することで，シナプス間隙のセロトニン濃度を上昇させる。濃度上昇に反応して，シナプス前自己受容体がダウンレギュレーションされる。抑制性のシナプス前自己受容体がダウンレギュレーションされた結果，神経終末でのセロトニン放出量が増加し，セロトニン神経のインパルスが増加する。この結果，後シナプス受容体がダウンレギュレーションされるが，この現象が抑うつ状態の改善の機序と最も関係が深いと考えられる。

複数のセロトニン受容体サブタイプが特定されているが，まだ未発見のものもあるだろう。さらに複雑にさせる要因として，特定されたサブタイプがさらに下位のサブタイプに分類されるようになったことがあげられる。セロトニンの化学名は5-hydroxytryptamine，略して5-HTと呼ばれる。シナプス前受容体の中で最も重要なのは5-HT$_{1A}$受容体であり，シナプス後受容体で重要なのは，5-HT$_{1A}$，

5-HT$_{1D}$, 5-HT$_{2A}$, 5-HT$_{2C}$, 5-HT$_3$, 5-HT$_4$である。シナプス前5-HT$_{1A}$受容体は前述のとおり自己受容体である。これらの受容体は神経細胞の近位端である樹状突起と細胞体に存在する。セロトニン(5-HT)が5-HT$_{1A}$自己受容体で探知されると、軸索を下降する電気的インパルスの頻度が低下する。逆に、もしシナプス前5-HT$_{1A}$自己受容体がダウンレギュレーションされると、セロトニン作動性神経細胞の興奮が亢進することが観察される。これがいわゆる脱抑制である。それゆえ、シナプス前5-HT$_{1A}$自己受容体のダウンレギュレーションは、うつ病とある種の不安障害を軽減する上で重要な役割を果たしている。5-HT$_{1A}$受容体は、強迫性障害、パニック障害、社会恐怖、過食症の治療にも臨床上重要である。

シナプス後受容体で最も重要なのは5-HT$_{2A}$受容体である。セロトニンが、5-HT$_{2A}$シナプス後受容体に結合すると、神経細胞のDNAに対して転写の誘導と抑制のいずれかを引き起こす「二次メッセンジャー」が産生される。この複雑な経過を経て、シナプス後神経細胞の興奮性が変化する。これはSSRIによる治療効果に関係しているかもしれないが、5-HT$_{2A}$受容体を刺激することはそれ以上に副作用を引き起こす。精神病症状、パニック、不安、アカシジア、睡眠障害、性機能障害、異常高熱は、薬物療法によって5-HT$_2$受容体を刺激した結果生じる。

5-HT$_3$受容体は、SSRIの消化器系の副作用と関係がある。この副作用は、一部は脳幹の中枢機構から、また一部はセロトニン作動性神経細胞が豊富な胃腸の5-HT$_3$受容体の刺激から生じる。通常、嘔気、嘔吐、腹部不快感、下痢などのすべてが5-HT$_3$受容体を刺激した結果生じる。

脳の中は単純ではない。前もって複雑な議論を避けたとしても、

神経伝達物質間の相互作用の複雑さが残る。SSRIに関しては、ノルエピネフリン系とセロトニン系の相互作用を理解することが重要である。シナプス前$α_2$自己受容体（ノルエピネフリン受容体）は、セロトニン作動性神経細胞の遠位端に存在する。ノルエピネフリンによって$α_2$自己受容体を刺激すると、シナプス前神経細胞（遠位端）からのセロトニン放出が抑制される。抑制性のシナプス前$α_2$受容体はヘテロ受容体とも呼ばれている。後シナプスには$α_1$受容体も存在する。この受容体はセロトニン作動性神経細胞の近位端に存在し、ノルエピネフリンによって刺激されるとインパルスが軸索を下降し、神経終末からシナプス間隙へのセロトニン放出を促進する。p.66にセロトニン作動性神経細胞とノルエピネフリン作動性受容体を図示した。

ノルエピネフリン系、セロトニン系、およびドパミン系に対しほとんど無差別に影響を及ぼすMAOIよりも、SSRIは「純粋」な薬物である。また、ノルエピネフリン系およびセロトニン系にそれぞれ異なった割合で影響を及ぼす三環系抗うつ薬よりも、SSRIは「純粋」な薬物である。ノルエピネフリン系、セロトニン系への影響力の違いが、三環系抗うつ薬には比較的鎮静効果が強いものや興奮効果が強いものがあることを説明する手がかりになる。もちろん、ムスカリン系やアドレナリン系、ヒスタミン系にも作用する三環系抗うつ薬は、「純粋」な薬物とはいえない。

b. 効果と副作用

「選択的」セロトニン再取り込み阻害薬という名称は、セロトニンを標的にしていることを示しているが、それぞれの薬物によって多少の違いがある。もし薬物が「より純粋」であれば、副作用プロ

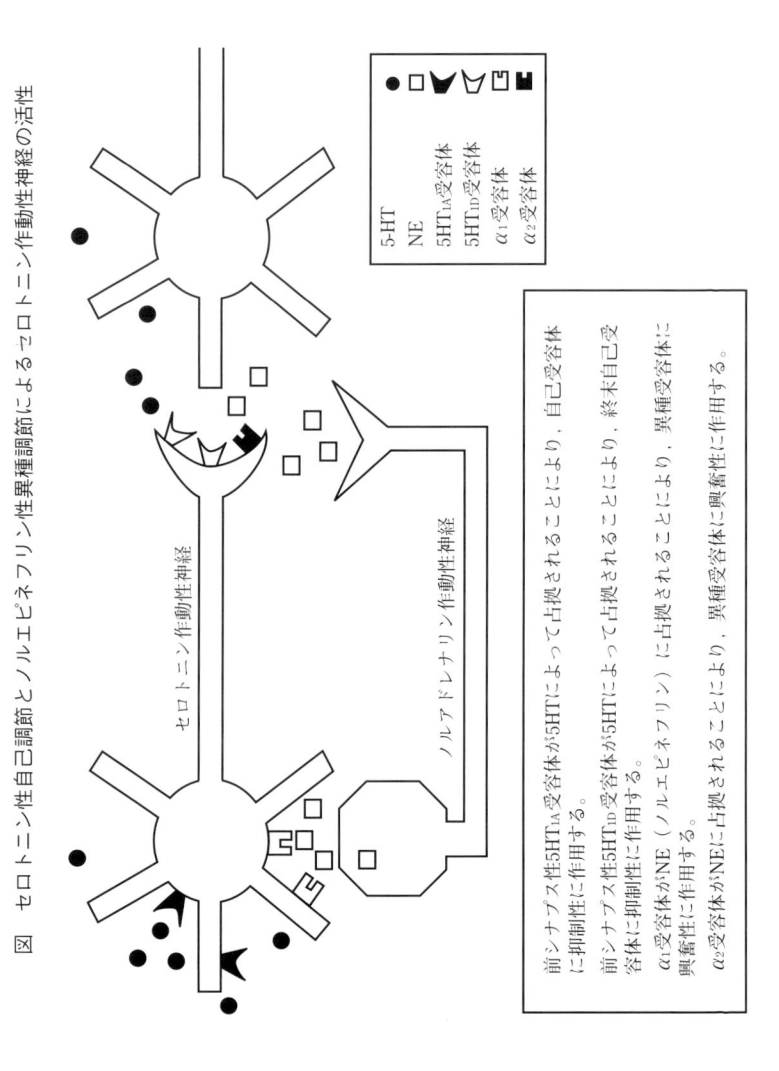

図 セロトニン性自己調節とノルエピネフリン性異種調節によるセロトニン作動性神経の活性

● 5-HT
□ NE
◥ 5HT$_{1A}$受容体
◢ 5HT$_{1D}$受容体
◨ α$_1$受容体
◧ α$_2$受容体

セロトニン作動性神経

ノルアドレナリン作動性神経

前シナプス性5HT$_{1A}$受容体が5HTによって占拠されることにより、自己受容体に抑制性に作用する。
前シナプス性5HT$_{1D}$受容体が5HTによって占拠されることにより、終末自己受容体に抑制性に作用する。
α$_1$受容体がNE（ノルエピネフリン）に占拠されることにより、異種受容体に興奮性に作用する。
α$_2$受容体がNEに占拠されることにより、異種受容体に興奮性に作用する。

フィールは改善するが，効果は複数の神経伝達系に影響を与える薬物の質に依存することが観察されるだろう。

脳には重要なセロトニン神経伝達経路が複数存在する。これらの伝達経路が，SSRIの治療効果と副作用の発現を説明するものとなる。

> **脳内の神経経路による治療効果と副作用の現れ方**
>
> 第1経路：抗うつ効果
> 第2経路：強迫性障害への治療的効果
> 第3経路：抗パニックや抗不安作用
> 第4経路：摂食障害への治療効果
> 第5経路：副作用としての睡眠障害や性機能障害

第1の経路は，中脳縫線核から前頭前野皮質へ投射する。この経路はSSRIの抗うつ効果と最も明確に関係している。

第2の経路は，中脳縫線核から基底核に投射する。SSRIのこの経路に対する正確な関与はまだ解明されておらず，単にセロトニンを飽和させるだけが作用機序のすべてではないようであるが，この経路は，SSRIの強迫性障害に対する作用機序と関係がある。

第3の経路は，中脳縫線核から辺縁系，海馬に投影する。この経路のセロトニン系のアップレギュレーションが，SSRIの抗パニック作用や抗不安作用の説明となる。うつ病に対する用量よりもかなり低い用量から開始しないと，治療初期にこのレギュレーションによってパニックや不安―時々遭遇する副作用であるが―が生じることを理解しておくことが重要である。徐々に投与量を増加させると，第3の経路に未解明の変化が生じ，これが有意な治療効果を引き起こす。

第4の経路は，中脳縫線核から視床下部に投射する。この経路は摂食障害と関連がある。

最後に，第5の経路は前述のすべての経路より高次の脳に投射するが，中脳縫線核から脊髄に下降する。この系のセロトニンのアッ

プレギュレーションによって，SSRIによる睡眠障害や性機能障害が引き起こされる。

表8にSSRIの副作用と関連するセロトニン受容体のサブタイプについてまとめた。

表8 SSRIの副作用

5-HT$_2$作用
不安，焦燥，パニック
アカシジア
睡眠障害
性機能障害

5-HT$_3$作用
胃腸障害
吐き気
頭痛
抗コリン作用（paroxetineで若干認められる）
鎮静／せん妄
口渇
便秘
頻尿
その他

c. Fluoxetine

Fluoxetine（Prozac）は最初に開発されたSSRIである。現在のところ，うつ病，強迫性障害，過食症に対する適応がFDAによって認可されている。

Fluoxetineは，有意なノルエピネフリン再取り込み阻害作用を有し，この結果もたらされる活性化と興奮作用が，精神運動制止の顕著なうつ病患者には治療的に働く。しかし，激越うつ病には不安を

引き起こす可能性がある。

　Fluoxetineは，慢性投与で半減期が4〜6日と長く，活性代謝産物であるnorfluoxetineは除去半減期が4〜16日である。これが臨床現場での毒性の問題となる可能性がある。しかし長い半減期は，経済的事情によっては1日おきの内服（認められていない方法ではあるが）を可能にし，規則正しい服薬が守られないケースにとって有利である。半減期が長ければ，後述するSSRIの離脱症候群を起こしにくい。FluoxetineはチトクロームP450 ⅡD6代謝経路を抑制し，多くの薬物との相互作用による危険性をまねく。1日量20mgが通常処方されるが，高齢者には10mgで十分であろう。

> *1日量20mgが通常処方されるが，高齢者には10mgで十分であろう。*

　Fluoxetineは比較的興奮作用が強いため，パニック障害の治療薬と比較して忍容性が劣る可能性がある。使用する場合は用量10mg以下から開始し，漸増していくべきである。開始時から抗不安薬を併用することが望ましく，また，fluoxetine用量を治療有効量まで増量したら抗不安薬は中断することができる。

　強迫性障害を治療する際，使用量は個人で異なるが，通常その他の疾患に用いる量より多くなる。全般的改善が得られない場合もあるので，段階的な治療効果を記録するために症状の客観的観察（時間あたりの強迫行為の回数など）が重要である。治療による改善は通常，うつ病の治療に比べて長くかかるようである。実際，3〜6カ月間はあきらめないで治療を続けるべきである。パニック障害や強迫性障害に関するこれらの注意点は，他のSSRI一般に当てはまることである。

d. Sertraline

Sertraline（Zoloft）は，半減期が比較的短く，ノルエピネフリンに対する効果はほとんどないが，ドパミン再取り込み阻害作用が強い。相当な興奮作用を有するため，不安は一般的にみられる副作用である。このためsertralineをパニック障害に用いる場合，非常に低用量から投与開始し徐々に増量するか，他の抗不安薬と併用するか，またはその両者を採用すべきである。胃腸障害，下痢，性機能障害はかなりの頻度で起こる副作用である。SertralineはチトクロームP450 ⅡD6代謝経路を中等度に抑制し，fluoxetineやparoxetineほどは他の薬物との間でこの機構による有害な相互作用を示さない。FDAはsertralineの適応をうつ病と強迫性障害に定めている。Sertralineは半減期が短いため，突然の服薬中止によってSSRIの離脱症候群が起こる場合がある。一時的な性機能障害の軽減を図る目的で，隔日投与や週末の休薬日をもうけることは，半減期が短いため，やめておいた方がよい。大うつ病に用いる場合，1日量50mgから投与開始し，200mgまで増量することができる。

e. Paroxetine

Paroxetine（Paxil, パキシル）は半減期が短く，服用開始10日間でほとんどの患者が定常状態に達する。SSRIの中で，paroxetineはアセチルコリンへの親和性が最も高いため，軽度ではあるが抗コリン系の副作用が生じる可能性はあるが，一般に軽度である。他のSSRIほど興奮作用は強くなく，むしろ弱い鎮静作用がある。このことから，パニック障害の治療において忍容性に優れ，不安・抑うつ状態の治療に適している。性機能障害は一般的であり，半減期が短いことから急激な断薬によりSSRI離脱症候群が起こる場合があ

る。

　他のSSRIと異なり，paroxetineのムスカリン作用のため，離脱の結果，運動障害やアカシジアをもたらすことがある。うつ病に用いる場合，1日1回20mgから投与開始し，難治症例では最大1日量50mgまで増量できる（訳注：日本では1日1回10〜20mgから開始し，1週10mgずつ増量。1日40mgを超えない）。

　f. Fluvoxamine
　Fluvoxamine（Luvox，ルボックス，デプロメール）は，米国では強迫性障害の治療薬として承認されている。ヨーロッパでは，うつ病の治療薬としても認められている。Fluvoxamineは他のSSRIと同じような副作用を伴うが，消化器症状が最も多い。弱い鎮静作用を有するため，不安・抑うつ状態で有用である。Fluvoxamineは他のSSRIに比べて性機能障害を起こしにくいという説もある。半減期が比較的短いことは毒性という観点からは有利であるが，急激な断薬によってSSRI離脱症候群が発生しうる。初回投与量は1日50mgで，多くの患者は100〜300mgを服用している。100mg以上では1日2回に分けて服用させ，高齢者や肝機能障害が疑われる場合は，より少量から開始する（訳注：日本では1日50mgを初期用量とし，1日150mgまで増量し，1日2回分割経口投与）。

　g. Citalopram
　Citalopram（Celexa）は最も新しいSSRIで，セロトニン受容体

への選択性が最も強い。Citalopramは若干の鎮静効果があり，また他のSSRIに比較して明らかに性機能障害を起こしにくい。CitalopramはチトクロームP450 IID6代謝経路を若干抑制するため，他の薬物との相互作用を起こす可能性が多少ある。通常，就眠時に20mgを内服するが，高齢者に用いる場合減量すべきかどうかは不明である。理論的には，citalopramはセロトニン受容体に対して極めて選択的に作用し，他のモノアミン系には作用しないことから，重症うつ病にはあまり有効ではない可能性があるが，現在のところまだ明確にされていない。

h. SSRIによる離脱症候群

SSRIを常用量用いる場合，通常，嗜癖や依存は起きないと信じられているが，セロトニン離脱症候群を起こす可能性のあるSSRIもある。一定期間，短時間ないし中時間型半減期のSSRI（fluoxetineを除くほとんどすべてのSSRI）を服用した患者が急に服薬を中止した場合，離脱症候群を起こす可能性がある。焦燥感，不安，睡眠障害，不快感，身体愁訴の増加や，特に消化器症状が起こりうる。半減期が長いfluoxetineは，それ自体が用量を調整することになるため，服薬中断や服薬が不規則であってもセロトニン離脱症候群を起こしにくい。その他のSSRIを中止する場合は漸減していくべきである。典型的な量を用いている場合，1～2週間かけて半減させてから中止するのが合理的である。通常用量より多く用いている場合は，さらに時間をかけて減量するのが合理的である。

セロトニン離脱症候群が生じたとき，患者も医師も，すでに改善したり，場合によっては寛解したうつ病の再発と誤認することがあることを認識することはきわめて重要である。離脱症候群を再発と

誤認すると,不必要な期間,不必要なうつ病治療を受け,不必要な出費と副作用を強いられる可能性がある[57]。

(4) 新規抗うつ薬
a. Bupropion

Bupropion (Wellbutrin, Zyban) は,ノルエピネフリンとドパミンの再取り込みを阻害することにより抗うつ効果を発現させる。こうした抗うつ薬はNDRI (norepinephrine-dopamine reuptake inhibitor) と呼ばれる。Bupropionにはある程度の興奮作用があり,副作用としては睡眠障害と嘔気が多い。すべての抗うつ薬と多くの抗精神病薬はけいれん閾値を低下させ,その投与によりけいれん発作が惹起される可能性がある。Bupropionの非徐放製剤投与によるけいれん発作の出現率は4/1,000であり,これは他の薬物と比較しても著しく高率である。最近認可され発売された徐放製剤ではけいれん発作のリスクは著しく低下している。

Bupropionはタバコ依存の治療薬としても用いられており,おそらく他の興奮性薬物に対する欲求やそれらの薬物からの離脱状態の治療に有効である可能性がある。

Bupropionには性機能障害の副作用が全くなく,興奮性の抗うつ薬であるため,精神運動抑制や発動性低下,過眠などの症状が強い症例や,SSRI非反応者またはSSRIに対する忍容性に問題のある症例に有効である可能性がある。Bupropionの半減期は約14時間であり,徐放製剤の半減期はおよそ21時間である。Bupropionは非徐放製剤では1日2回,1回100mgで開始し,1日投与量は450mgを超えないようにする。一方,徐放製剤では1日1回150mgで開始し,1日2回,1回200mgまで増量することができる。投与中止に

よる離脱症状は特にない。

Bupropionは，双極性障害のうつ病相に対して，特に有用であるとされている。

b. Methylphenidate

Methylphenidate（Ritalin，リタリン）はアンフェタミンと類似した作用を有する中枢神経刺激薬であり，抗うつ薬には分類されていない。しかし，methylphenidateの投与で気力や注意力や意欲を改善することにより，うつ病の症状を1〜数日間のうちに消失させる可能性がある。こうした速効性は，摂食が不可能となり，脱水，栄養失調，静脈炎，肺炎，褥創などのリスクが増大している「寝たきり」高齢患者には重要で，また救命に効果的である。Methylphenidateは速効性であるため，1日2.5〜5mgの低用量から開始し，期待される効果が得られるまで，2，3日おきに最大20mgまで漸増する（訳注：日本では通常，成人1日20〜30mg，分2〜3経口投与）。Methylphenidateに対する嗜癖や依存が形成されることは通常ないが，急激な投与中止による反跳性のうつ状態はほぼ必発である。

著者は，methylphenidateを緊急時に使用する薬物と位置づけており，こうした使用方法は"化学的ECT"とでも呼べるものであろう。著者は，methylphenidateの効果発現後に適切な抗うつ薬を追加投与し，抗うつ薬の作用発現を待ってmethylphenidateを漸減・中止する方法をとっている。こうした限定的ではあるがきわめて重要なmethylphenidateの有用性は，多くの文献[61-63]に記載されている。

c. Mirtazepine

　Mirtazepine（Remeron）は，複雑な作用機序を有する新規抗うつ薬である。最も重要な作用機序は，ノルエピネフリン自己受容体であるα_2受容体に対する拮抗作用である。この作用により，ノルエピネフリン放出のネガティブフィードバックとノルエピネフリン/セロトニン異種受容体のα_2受容体拮抗作用が阻害される。これにより，シナプス間隙のノルエピネフリンとセロトニンがそれぞれ増加する。従来の"選択的"セロトニン再取り込み阻害薬はセロトニン系に対する作用は比較的強いが，他のモノアミン系に対する作用は非常に弱い。しかしmirtazepineはセロトニン系に特異的な薬物で，5-HT$_{1A}$受容体作動作用と，5-HT$_2$および5-HT$_3$受容体阻害作用を併せもつ。5-HT$_{1A}$受容体作動性は抗不安作用と抗うつ作用をもたらすが，5-HT$_2$阻害作用があるため，mirtazepineにはSSRIに特徴的な不安，睡眠障害，性機能障害のような副作用がない。5-HT$_3$受容体阻害作用は，SSRIにしばしばみられる消化器症状や嘔気，めまいなどの副作用も同様に減少させる。

　Mirtazepineのヒスタミン受容体に対する高い親和性と阻害作用は，抗不安作用を増強し鎮静作用をもたらすため，症状に対して効果的である反面，好ましくない側面も有している。ヒスタミンH$_1$受容体阻害作用は，この薬物の使用に伴う体重増加の原因ともなっている。

　Mirtazepineの鎮静効果はtrazodone同様に逆説的であり，高用量よりも低用量で顕著である。他剤との相互作用は通常ない。Mirtazepineの最もよい適応は，強い不安と睡眠障害を伴ううつ病患者である。副作用のためにSSRIに対する忍容性に問題のある症例，パニック障害，深刻な体重減少がみられるうつ病症例，さらに，

難治例や他の抗うつ薬治療に対する非反応者にもよい適応となる。

> Mirtazepineは通常1日1回30mgの就寝時投与で開始し、最大投与量は45mgを超えないようにする。高齢者に対する初回投与量は1日15mgであり、多くの場合この用量が維持量としても十分である。

Mirtazepineは通常1日1回30mgの就寝時投与で開始し、最大投与量は45mgを超えないようにする。高齢者に対する初回投与量は1日15mgであり、多くの場合この用量が維持量としても十分である。40時間にも及ぶ長い除去半減期を有するので、増量から正確な効果判定までには1〜2週間の経過観察期間を要する。

Mirtazepineの投与中、無顆粒球症の危険性をはらんだ特異的な顆粒球減少が時々認められることに注意すべきである。Mirtazepineによる無顆粒球症の発生率は1/1,000である。Mirtazepineによる顆粒球減少は通常は投与中止によって改善するが、この副作用をスクリーニングするための注意深い経過観察が必要である。しかし、こうしたスクリーニングを高齢者に実施することは、現実的には困難である[58-60]。Mirtazepine投与開始後、最初の4〜6週間は毎週血算検査を施行し、その後も適度な間隔で検査を実施する必要がある。

d. Nefazodone

Nefazodone（Serzone）は5-HT$_2$拮抗作用とセロトニン/ノルエピネフリン再取り込み阻害作用を併せもつ。5-HT$_2$受容体拮抗作用は抗不安作用、鎮静作用、性機能障害予防効果をもたらす。Nefazodoneは、ノルエピネフリンの再取り込みを阻害するだけでなく、アドレナリンα_1受容体拮抗薬でもある。この2つの作用が相殺し合うため、nefazodoneにはアドレナリンα_1受容体拮抗作用

による副作用がほとんどみられない。

　Nefazodoneの5-HT$_2$受容体拮抗作用はセロトニン再取り込み阻害作用を相殺するため，5-HT神経系の刺激に伴う副作用は通常出現しない。Nefazodoneのセロトニン拮抗作用は5-HT$_2$受容体に対する全体的な効果によるものである。

　Nefazodoneの投与により，ほとんどの症例である程度の鎮静作用が認められる。しかし，CP450 II D6の欠損遺伝子変異を有する白色人種の一群においては，nefazodone投与により異なった反応がみられる。CP450 II D6の欠損や，他の薬物によるCP450 II D6の阻害によって，nefazodone投与による有害代謝産物mCPPの蓄積がもたらされ，興奮，焦燥感，めまい，嘔気の原因となる。反復幻視もまれな副作用としてみられることがある。この副作用が生じた患者は，目に映るものに線が入って見えると訴える。

　Nefazodoneは，入眠障害と睡眠持続障害からなる睡眠障害を伴う不安・抑うつ混合状態に特に有用であり，SSRI非反応者や性機能障害が出現しやすい症例にも有効である。

　SSRIからnefazodoneへの切り換えの際には，nefazodoneの開始時にCP450 II D6代謝経路が阻害されていないか注意をはらうべきである。

　Nefazodoneは投与量調整を必要とし，高齢者での治療開始量は，1日2回，1回50mg（健康若年者では，1日2回，1回100mg）である。1週間後，1日2回，1回100mgに増量し，投与第3週には，1日2回，1回150mgに増量する。最大投与量は1日600mgを超えないようにする。こうした慎重な増量により患者個々の「治療有効域」が明らかとなるため，計画的漸減は必要としない。

e. Trazodone

Trazodone（Desyrel，デジレル，レスリン）は，5-HT$_2$受容体拮抗作用とセロトニン再取り込み阻害作用を併せもつ抗うつ薬である。Trazodoneはその他にも，相当のアドレナリンα_1受容体拮抗作用と抗ヒスタミン作用を有すると考えられている。そのため，強い鎮静作用を発揮する。Trazodoneは不安・抑うつ混合状態に有効であると考えられるが，今日では，「あまり適応を選ばずに」鎮静目的で処方される（Ⅲ章を参照）。Trazodoneの投与は，時に高齢女性患者における性欲亢進の原因となり，男性患者に対する投与では性衝動と無関係に激しい痛みを伴う持続勃起症を引き起こす可能性がある。

Trazodoneは珍しい二峰性の排出パターンを示すが，大部分の患者ではその半減期は最長でも9時間であり，きわめて短い。しかし個人差が非常に大きく，蓄積や中毒症状，過鎮静が認められることもある。

Trazodoneを睡眠障害に対して用いる場合，通常25mgを就寝時に投与する。高用量では逆に鎮静効果が低くなる。うつ病の治療を目的として投与する場合，1日150～400mgを分割投与し，症例によっては1日600mgまで増量可能である（訳注：日本では通常，成人には1日75～100mgを初期用量とし，1日200mgまで増量し，1～数回に分割経口投与）。高齢者に対する初期投与量は減量すべきである。

f. Venlafaxine

Venlafaxine（Effexor）は，他に類をみない作用をもった新規抗うつ薬である。低用量のvenlafaxineの作用は主にセロトニン再取

り込みの阻害であり，SSRIと類似している。中等量になると，セロトニンに加えてノルエピネフリンの再取り込み阻害作用を示し，SNRI（serotonin-norepinephrine reuptake inhibitor）として作用する。さらに高用量のvenlafaxineは，ドパミン再取り込み阻害作用をも示す。この章ですでに述べたとおり，こうした多方向的な受容体親和性は結果として高い有効性をもたらす可能性があり，難治例に対する効果も期待できる。低用量のvenlafaxineは，SSRI同様に不安惹起，睡眠障害，性機能障害，めまい，嘔気をはじめとする胃腸障害などの副作用をもたらす可能性があり，より安価なSSRIに勝るとはいえない。しかし，中等量以上でノルエピネフリン再取り込み阻害作用が発揮されると，有効性は低血圧や頭痛のリスク上昇および前述のSSRI様の用量依存的な副作用を上回るものとなる。

Venlafaxineは他の抗うつ薬と比較して速効性であるといわれており，注意すべき薬物間相互作用はほとんど報告されていない。Venlafaxineは短半減期型薬物であるため中毒症状をきたしにくいが，その反面，急激な投与中止によるSSRI離脱症候群が発生する可能性は念頭におくべきである。

Venlafaxineは，精神運動抑制や体重増加，過眠が認められ，高血圧を合併していないうつ病患者に対して最適である。また，速やかな改善が望まれる重症うつ病や，他の抗うつ薬で改善が認められない症例に対しても効果が期待できる。

Venlafaxineの標準的1日投与量は75〜375mgであり，2〜3回に分割して投与する。現在では，1日1回投与可能な徐放製剤も使用することができ，この場合，1日75mgから開始して225mgまで増量可能である。興奮が強い症例や高齢者は1日量37.5mgで開始することもできる。

Venlafaxineの徐放製剤を中止する際には，離脱症状を予防する目的で漸減法をとることが望ましい。

12. 増強療法

　治療困難例においては，しばしば複数の抗うつ薬が併用される。抗うつ薬の併用は，それぞれの抗うつ効果の総和が期待されるという発想に基づいたものであろう。一方，投与中の薬物の効果を増強するために第2の薬物が追加投与されることもある。前者の治療戦略は「併用療法」(combination therapy)，後者は「増強療法」(augmentation) と呼ばれる。投与中の薬物が効果的であっても，副作用のために安全性やコンプライアンスが脅かされる場合においても，併用療法が行われることがある。副作用を緩和ないし代償させるために第2の薬物を追加投与する場合もある。しかし実際には，主剤を変更して単剤治療を行う方が理にかなっている。これまで述べてきた複数の神経伝達系に作用するすべての抗うつ薬は，増強療法の概念と類似した作用を発揮しているといえる。そのために，副作用発現のリスクが増大するにもかかわらず，神経伝達系に対する多方向性をもった薬物の方が「純粋な」作用をもつ薬物よりも有用であると信じられている。

　一部の臨床医は，注意をはらいながら三環系抗うつ薬やMAOIをSSRIに追加投与する。こうした併用が「薬剤添付文書上では禁忌」とされていることは周知の事実である。しかし難治例においては，このようなセロトニン作動薬とアドレナリン作動薬の併用は，高血圧クリーゼを起こすことなく奏効することがある。Venlafaxineも，同様の意図でSSRIに併用されてきた。Methylphenidateはドパミ

ン放出能を有するため,前述したように,抗うつ薬の有効な併用薬となりうる。Amphetamineやbromocriptine,pemolineなど,他のドパミン作動薬も同様の効果をもたらす。

　Methylphenidateの有効性についてはすでに述べたとおりであるが,このような併用療法は,経験豊富な老年精神医学専門医の指導のもとに行われるべきである。しかし,こうした併用が必要とされる症例の場合,いかに熟練した臨床医が対処しようと,法的なリスクはかなり大きなものとなるであろう。

　第2の薬物を付加することで抗うつ薬の作用を増強すること,すなわち増強療法の好例は,SSRIに対するbuspironeの追加投与である。Buspironeは5-HT$_{1A}$受容体の部分作動薬である。Buspironeは"半分の強さ"のセロトニンとして作用し,5-HT$_{1A}$自己受容体のダウンレギュレーションを介してシナプス間隙へのセロトニン放出を増大させる。Buspironeのこうした効果とSSRIのセロトニン再取り込み阻害作用の相乗効果で,シナプス間隙のセロトニン量は増加する。β遮断薬の一種であるpindololは脂溶性であり,血液-脳関門を通過する。Pindololはβ拮抗作用に加えて5-HT$_{1A}$受容体拮抗作用を有しているため,SSRIに追加投与することでその効果を増強する可能性がある。

　食欲抑制剤であるfenfluramineの作用機序はセロトニン放出にある。一定期間fenfluramineを投与したのちに中止し,その後SSRIを投与する治療法も行われている。この治療法は,理論的にはbuspironeやpindololの場合と類似しており,セロトニンの放出が増加している状態にさらに再取り込みを阻害することで,シナプス間隙のセロトニン量が正常に復することを狙いとしている。FenfluramineとSSRIの同時投与は,"必要以上の効果"をもたらし,

結果としてセロトニン症状群を引き起こす可能性があるため、避けるべきである。

　薬物の副作用を代償する目的で第2の薬物を追加するという付加療法についてはすでに述べたが、その例として、SSRIやvenlafaxine、bupropionのような興奮、不安、睡眠障害の原因となりうる抗うつ薬に、mirtazepineやtrazodone、あるいはnefazodoneを追加投与する方法がある。著者も時には抗うつ薬原性の睡眠障害に対してtrazodone 25mgを用いるが、睡眠障害が不安性うつ病の症状であると考えられる場合には単剤での治療を選択することが多く、睡眠障害が抗うつ薬原性のものであることが明らかである場合は、他の抗うつ薬に置換することが望ましいと考えている。初回のうつ病エピソードに対しては9カ月間、それ以外の場合ではさらに長い治療期間が必要であるといわれているため、副作用の予防や医療コストの観点からも、単剤治療が理想的であろう。睡眠障害がうつ病の症状であり、抗うつ薬原性ではない場合、症状が改善するまでtrazodoneを追加投与するのがよい。症状が改善し、睡眠障害が消失すればtrazodoneは中止可能である。

13. チトクロームP450系と抗うつ薬

　各種抗うつ薬の推奨投与量、半減期、チトクロームP450による代謝様式とその結果生じる薬物間相互作用について余すところなく概説しようとすれば、結果として冗長なものとなりすぎて、著者も読者も退屈してしまうだろう。これらについては、表9, 10（p.83, 84）に示した。高齢者における向精神薬の薬力学的・薬物動態学的原理については、他の文献[42]を参照されたい。

表9 抗うつ薬の半減期

MAOI
Phenelzine
Tranylcypromine

三・四環系抗うつ薬
Amitriptyline
Imipramine
Nortriptyline
Desipramine
Doxepin
Protriptyline
Trimipramine
Clomipramine...32時間／代謝物69時間
Maprotiline...8時間／代謝物30時間

SSRI
Fluoxetine..48〜72時間／代謝物168〜216時間
Sertraline...24時間／代謝物48〜96時間
Paroxetine 24時間
Fluvoxamine..18時間
Citalopram

新規抗うつ薬
Trazodone..初期半減期3〜6時間／後期5〜9時間
Nefazodone...2〜4時間／代謝物1.5〜18時間
Bupropion ....14時間／代謝物20時間
Venlafaxine..5時間／代謝物11時間
Venlafaxine SR...5時間／代謝物11時間
　　　　　　　　　　　　　　　　　　　　　　　（SRの方が吸収は遅い）
Mirtazepine...20〜40時間／代謝物20〜40時間

表10 抗うつ薬,チクロームP450系,薬物相互作用

CP450 IA2阻害薬		相互作用	
軽度 Bupropion Citalopram Mirtazepine Kefazadone Paroxetine	Sertraline Venlafaxine **中等度** Fluvoxamine **重度** Fluvoxamine	β遮断薬 Caffeine Clozapine Haloperidol Methadone	Tacrine Olanzapine 三環系抗うつ薬 Theophylline Thioridazine

CP450 IIC9阻害薬		相互作用	
軽度 Sertraline	**重度** Fluoxetine Fluvoxamine	Bupropion NSAID Phenytoin	

CP450 IIC19阻害薬		相互作用	
軽度 Mirtazepine Venlafaxine **中等度** Fluoxetine Sertraline	**重度** Fluvoxamine	バルビツール系薬物 Citalopram Clozapine Diazepam Olanzapine	Omeprazole (阻害薬でもある) Propanolol 三環系抗うつ薬 Warfarin

CP450 IID6阻害薬		相互作用	
軽度 Citalopram Fluvoxamine Mirtazepine(?) Nefazodone Venlafaxine	**中等度** Sertraline **重度** Fluoxetine Paroxetine 三環系抗うつ薬	Amphetamines β遮断薬 Chlorpheniramine Chlorpromazine Codeine Dextromethorphan Encainide Flecainide	Fluoxetine Hydrocodone Nefazodone (Paroxetine) Risperidone Sertindole Thioridazine Venlafaxine

CP450 IIIA4阻害薬		相互作用	
軽度 Citalopram Mirtazepine(?) Paroxetine Venlafaxine	**中等度** 三環系抗うつ薬 Fluoxetine Sertraline **重度** Fluvoxamine Nefazodone	Alprazolam Astemizole Carbamazepine (誘導物質) Cisapride Clarithromycin Clozapine Cocaine Corticosteroids Cyclosporin Dapsone Diazepam Diltiazem Erythromycin Estrogen Felodipine Fluoxetine Itraconazole Ketoconazole	Loratadine Lovastatin Nefazodone Omeprazole Nifedipine Progesterone Protease Inhibitors Quetiapine Quinidine Sertraline Tamoxifen 三環系抗うつ薬 Testosterone Triazolam Verapamil Venlafaxine Ziprazidone Zolpidem

チトクロームP450系は，肝における代謝の第Ⅰ相である。第Ⅰ相を必要としない薬物もあり，第Ⅰ相代謝に対する薬物利用率は，臓器血流量，遊離型薬物と結合型薬物（アルブミンや他のキャリアタンパク質に結合した薬物）の割合などのさまざまな要因によって影響を受ける。第Ⅰ相により産生された多くの代謝産物は，第Ⅱ相すなわちグルクロン酸抱合または，まれに硫酸抱合によって水溶性物質となり，腎からの排泄が可能となる。第Ⅱ相は加齢による影響をそれほど受けない。加齢により脂肪が蓄積し，脂質/水分比率が増加した場合には影響を受けることもあると考えられる。

　第Ⅰ相肝代謝能は，通常加齢により低下する。しかし，第Ⅰ相肝代謝能には加齢の影響を上回るほどの遺伝的個体差がある。つまり，優れた第Ⅰ相肝代謝能を有する個体は，加齢によって機能が低下したあとでも，遺伝的に代謝能が劣る若年者を上回る代謝能を発揮できる。優れた臨床医はプライマリケアの段階からこうした問題に気を配る。薬物投与によって引き起こされる事態は予測困難な場合があるため，このような知識を有していることは治療上の安心感につながる。

14. 薬物相互作用

　チトクロームP450系が生体において薬物代謝を目的として発達してきたものではないということも，治療上の安心感をもたらすであろう。この機構は，消化および代謝産物の解毒や，食物中の汚染物質から生体を守るために発達してきたものである。このことからわかるように，チトクロームP450系は基質非特異性である。つまり，ほとんどの物質がそれぞれの代謝に適したチトクロームP450

系の代謝経路を通過する。各々の代謝経路における化学反応速度は異なっている。結論をいうと、臨床上問題となる可能性のある薬物相互作用は、実際にはごく少ない。投与中の薬物が別の併用薬の代謝を遅延させる場合がこの一例であるが、こうした相互作用も実際には有益である可能性がある。例えば、penicillinの排泄を遅延させ淋菌を死滅させるに十分な至適血中濃度を得るために、probenecidが併用投与されることは一般的である。同じ理由でaspirinとwarfarinの併用は好ましくないとされてきた。しかし、小児用aspirin1日1，2錠の併用を規則的に行うことで得られる抗血小板作用により、定常状態を得るためのwarfarinの用量設定が容易となることは、現在では常識となっている。臨床医は、問題となる可能性のある薬物相互作用に関する知識をもち、それを運用しさえすればよい。

　薬物相互作用に関して警告を発するコンピュータ・オーダリング・システムには大きな利点がある。薬物相互作用の可能性を知らせる警告音を嘲りや嫌がらせに感じる臨床医は、こうした警告音は単に習熟の助けにすぎないことを認識するべきである。薬物相互作用をそれほど重要視しないなら、ただ無視すればいいだけのことである。調剤にあたって薬物相互作用の可能性に気づいた薬剤師は、医師に相互作用の認識を促すために、簡単な説明資料を用意した方がよい。また、相互作用がそれほど深刻なものとは考えられない場合や、適切な対処が施されていると考えられる場合は、相互作用の可能性にこだわることは治療によい影響を与えない。

　チトクロームP450酵素（CP450）は、ファミリー（ローマ数字），サブファミリー（アルファベット），分子種（アラビア数字）で表記される。CP450は現在3つのファミリーに分類されているが、

他のファミリーも今後発見されるであろう。5種類のCP450イソフォームが，向精神薬の生体内変化に最も関連している。それはすなわち，CP450，ⅠA2，ⅡD6，ⅡC19，ⅢA3，ⅢA4である。前述したようにCP450の活性には著しい個体差があるだけでなく，そのイソフォームは遺伝的多形性を有している。白色人種のおよそ20人に1人の割合でCP450 ⅡD6欠損者が認められることは，向精神薬代謝との関連で問題視されている。

CP450酵素の抗うつ薬代謝作用と関連した最も重要な薬物相互作用を以下に示す。

① ⅠA2を代謝酵素として用いるtheophylline，clozapineなどの薬物に対するfluvoxamineの併用は，中毒発症の原因となりうる。

② SSRI，mirtazepine，venlafaxineはⅡD6の阻害作用を有している。そのため，活性型への生体変化や排泄のためにⅡD6を利用する薬物に対するSSRI，mirtazepine，venlafaxineの併用は活性化や排泄を阻害する。例としてβ遮断薬，codeine，三環系抗うつ薬などがある。

③ Carbamazepine（Tegretol，テグレトール）は，ⅢA3およびⅢA4の誘導作用をもつ。Carbamazepine自体もⅢA3およびⅢA4で代謝されるため，増量しても血中濃度は直線的には増加しない。同様の理由で，血中濃度の定常状態を得るためには高用量の投与が必要となる。Carbamazepineの併用は，ⅢA3およびⅢA4で代謝される薬物の効果を著しく減弱させる。

Nefazodone，fluvoxamine，fluoxetine，sertralineはⅢA3およびⅢA4の阻害作用をもつ。Venlafaxine，paroxetine，mirtazepineも，より軽度ではあるが同様の作用を有している。同時に，これら

の薬物には自己代謝阻害現象も認められる。さらに重要なことは，ketoconazole（Nizoral，ニゾラール），マクロライド系抗生物質（Erythromycin, Zithromaxなど），astemizole（Hismanal，ヒスマナール），cisapride（Propulsid，アセナリン，リサモール）をこれらの薬物に併用すると，ⅢA3およびⅢA4が著しく阻害され，SSRI, nefazodone, venlafaxine, mirtazepineの中毒症状が出現する可能性がある。Alprazolam（Xanax，ソラナックス，コンスタン）とtriazolam（Halcion，ハルシオン）の代謝も前述の薬物によって阻害される。前述した抗うつ薬の例ほど深刻な相互作用の可能性はないが，過鎮静や事故を防止する意味からも，ⅢA3およびⅢA4の阻害薬を併用する際には，alprazolamとtriazolamを減量した方がよい。

15. セロトニン症候群

　Fluoxetineに続く第2のSSRIであるsertralineが登場して間もなく，現在ではセロトニン症候群と呼ばれている重篤な中毒症状が報告されるようになった。Sertralineは，この不運な副作用の特異的原因薬物ではない。しかし，併用療法や早すぎる（半減期の5倍より短い期間での）他剤への置換がセロトニン系の急激な過活動の原因となる。この副作用の初期徴候には，神経遮断薬の特異的副作用である悪性症候群といくつかの共通点が認められる。

　セロトニン症候群を発症した患者は，高熱，振戦，けいれん，昏睡や死にいたる可能性をはらんだ意識障害をきたす。悪性症候群との相違点は，硬直より振戦が優位で，クレアチン・ホスフォキナーゼ（CPK）の上昇や，ミオグロビン尿や腎障害などの横紋筋融解症の徴候がみられないことである。発症後の治療反応性はよいが，最

も効果的な対処は発症を予防することである。セロトニン系を増強する効果が高い薬物の併用や置換には細心の注意をはらうべきであり,セロトニン作動薬中止の際には,他剤を開始する前に完全に漸減・中止することを心がけなければならない。

16. 身体合併症

(1) 薬物療法の有害性

抗うつ薬の主作用と副作用はともに,身体合併症に対しては有害とも有益ともなりうる。このことは,偶発的な身体合併症といった重篤な医学的問題をかかえる高齢者に,うつ病が合併する頻度において特に重要である。不安を合併したうつ病に適した抗うつ薬の一覧を表11に,痴呆の抑うつ状態に適した抗うつ薬と適さない抗うつ薬の一覧を表12に示した。痴呆の抑うつ状態に好ましくない影響を与える抗うつ薬は,総じて抗コリン作用を有しており,理論的にもアルツハイマー病におけるアセチルコリン神経系の機能低下を助長すると考えられる。

循環器系の合併症がみられる場合,三環系抗うつ薬は不整脈の危険を伴う心電図変化の原因となる可能性があるため,SSRIや新規抗うつ薬の投与がより望ましい。三環系抗うつ薬はキニジン様作用を有しているため,QT間隔を延長させ,torsade de pointe型心室性頻拍を惹起させる可能性もある。第1A群抗不整脈薬の適応がある不整脈を合併したうつ病症例に対して,三環系抗うつ薬のキニジン様作用が治療的有効性をもたらす可能性について言及した文献はほとんどない。この理由はおそらく,このような有効性があまりに不確実であるためか,あるいは単にこうした問題が研究されたこと

表11 不安を合併したうつ病に対する抗うつ薬

	良い	悪い	最悪
MAOI 三・四環系抗うつ薬	Phenelzine Amitriptyline Imipramine Nortriptyline Doxepin Trimipramine Clomipramine Maprotiline Amoxapine	Desipramine	Tranylcypromine Protriptyline
SSRI	Citalopram Paroxetine Fluvoxamine	Sertraline	Fluoxetine
新規抗うつ薬	Trazodone Nefazodone Mirtazepine	Venlafaxine	Bupropion

表12 痴呆の抑うつ状態に対する抗うつ薬

良い	悪い	最悪
SSRI (Paroxetine以外) Trazodone Nefazodone Mirtazepine	Nortriptyline** Desipramine** Maprotiline** Amoxapine** Paroxetine*** Venlafaxine****	MAOI* 三環系抗うつ薬(左記以外)** Bupropion*****

*高齢者に認可されていない。食事制限の前処置が必要で多くの薬物相互作用がある。
**抗コリン作用,けいれん発作,興奮の可能性あり。
***抗コリン作用の可能性あり。
****興奮の可能性あり。
*****興奮,けいれん発作の可能性あり。

がないためであろう。心血管疾患を合併したうつ病患者は，カテコールアミン神経系の機能亢進による交感神経と副交感神経の興奮のため，心房細動を発症するリスクが高い。そのため，心疾患を有するすべてのうつ病患者に対して，三環系抗うつ薬を使用しないことが妥当である。

　高血圧を合併したうつ病症例の場合，venlafaxineは用いない方が無難であり，methylphenidateを処方する際にも注意をはらうべきである。末梢性のα遮断薬やβ遮断薬，あるいはα-メチルドパで治療中の高血圧うつ病患者に対しては，薬物相互作用を引き起こさない抗うつ薬の選択を心がけなければならない。ImipramineとMAOIも血圧を上昇させる可能性があるため，用いるべきではない。

　多くの抗うつ薬は起立性低血圧を引き起こす可能性がある。この副作用は，るいそう傾向の患者やα遮断薬服用中の患者，非常に高齢な患者に多い。高血圧を合併した患者はさらに起立性低血圧をきたしやすいことも認識しておく必要がある。

　ほとんどの抗うつ薬はけいれんを惹起する可能性がある。けいれん発作をきたす可能性が最も高い抗うつ薬は，bupropionの非徐放製剤である。けいれん性疾患やけいれん発作の危険を伴う神経学的問題を有するうつ病患者に対しては，古典的なMAIOが第1選択薬である。Fluoxetineやdesipramineも，他の薬物と比較してけいれんを惹起する危険性は少ない。

　抗コリン作用を有する薬物は，閉塞隅角緑内障と慢性閉塞性肺疾患患者には投与すべきではない。抗コリン性薬物の慢性閉塞性肺疾患患者に対する投与は，気道分泌物の粘調性を増し，粘液栓を形成する危険性を有している[22,64-66]。

　ほとんどの抗うつ薬は性機能障害を引き起こす可能性がある。表

13は，性機能障害がある患者や，性機能障害に関連した問題を回避したい場合に適応となる抗うつ薬の一覧である。

抗コリン系副作用を有する薬物は便秘を増悪させる。そのため，便秘傾向にある患者に対しては三環系抗うつ薬を使用しない方がよい。Fluoxetine, sertraline, trazodone, bupropionなどの薬物も深刻な慢性便秘症を悪化させる可能性が高い。

同様に抗コリン系副作用を有する薬物は，前立腺疾患や神経因性膀胱に伴う排尿障害に対して好ましくない作用を及ぼす可能性がある。

表13 性機能障害を回避する場合の抗うつ薬

- Trazodone[*]
- Nefazodone
- Bupropion
- Mirtazepine

[*]まれに高齢女性で性欲亢進，高齢男性では性欲と無関係な有痛性持続勃起がみられる。

(2) 薬物療法の有益性

三環系抗うつ薬，そしておそらくnefazodoneは，SSRIや他の新規抗うつ薬の機序とは異なる，神経痛に対する治療効果を有している。Carbamazepine, clonazepam, gabapentin, そしてphenytoinなどの抗けいれん薬も，単剤または三環系抗うつ薬との併用で，神経痛の治療目的に用いられている。抗けいれん薬の中でもgabapentinは，最も安全性に優れ，効果の面でも他剤と同等以上であると思われる。FDAはgabapentinの投与量を1日300〜1,800mgと定めているが，ペイン・ケア専門医の多くはgabapentinを最高で1日3,600mgまで使用する。こうした高用量

では，腎障害の発症リスクが増加する。慢性疼痛とうつ病の症状はよく似ているため，双方の診断学的独立性は不明確である。抗うつ薬単剤治療が難しい治療困難例の多くは，三環系抗うつ薬と抗けいれん薬の併用療法が必要となる。こうした併用は，抗コリン系副作用のために，疼痛緩和に十分な抗うつ薬の増量ができない症例に対して行われることが多い。しかし一般的には，疼痛緩和作用は比較的低用量の三環系抗うつ薬で得られる。三環系抗うつ薬単剤で慢性疼痛の治療がうまくいかない場合は，副作用が原因で十分量を投与できないためであることが多い。このような場合，nefazodone単剤あるいは抗けいれん薬との併用療法が効果的な場合がある。

慢性疼痛と同様に，片頭痛も三環系抗うつ薬に反応する。Trazodoneも，鎮静効果と「多方向的な」セロトニン神経系に対する作用から，片頭痛に対して効果的である。

うつ病を合併したパーキンソン病に対して，三環系抗うつ薬の抗コリン作用は治療上有益であると考えられる。Bupropionのドパミンアゴニスト作用も，2つの疾患を1つの薬物で治療できるという意味から有益である。第Ⅰ相代謝産物がフェノチアジン系抗精神病薬であるamoxapineは，精神病症状を伴ったうつ病に効果的な薬物であるが，パーキンソン病を合併した症例に対する投与は当然避けるべきである。慢性の下痢症状を伴ううつ病患者に対しても，三環系抗うつ薬の抗コリン作用は治療上の有益性をもたらす。さらに三環系抗うつ薬は，市販のH_2ブロッカーよりも強いヒスタミンH_2受容体拮抗作用を有するため，消化性潰瘍や逆流性食道炎を合併したうつ病患者の治療にも効果的である。過敏性腸症候群を合併したうつ病患者は，抗うつ薬にbuspironeの増強療法を行うことで改善をみることがある。このような症例は，下部消化管障害を惹起する可

能性のあるSSRIの適応とはなりにくい。

　膀胱の過緊張（膀胱収縮抑制障害）による尿失禁，あるいは膀胱括約筋機能不全（ストレス性失禁）は，imipramineやdoxepinが有効である。おそらく，抗コリン作用と抗α作用による効果と考えられる。

17. コンプライアンス

　1日1回投与のような簡潔な服薬方法が，統計上有意にコンプライアンスを向上させる唯一の方法である。しかし，抗うつ薬に関しては，たとえ研究で明らかにならなかったとしても，コンプライアンスについて重要な複数の問題点がある。患者の価値観，健康に関する信念や動機づけは多様であり，こうした点がある患者のコンプライアンスをよくし，別の患者には悪くするように働く。

> ノート
> 向精神薬管理に関する服薬コンプライアンスについての多くの問題点は，「高齢者の向精神薬コンプライアンス」[67]と題する論文にまとめられている。

コンプライアンスに関する学術的研究を否定的にとらえるべきではない。1日1回投与法の確立を目指すあらゆる努力に加えて，ある一定期間薬を服薬しないと治療効果が現れてこないことを，患者は発病初期に説明されるべきである。抗うつ薬では，この期間は多くの場合2〜4週間である。患者は同意書やインフォームド・コンセントにしたがって，薬物療法によってもたらされる副作用についても説明されるべきである。

　著者は，副作用についての詳細すぎる記載は無益であると考えている。いくつかの最も一般的な副作用については，詳細に記載する

Ⅳ うつ病に対する理解と治療の進歩：抗うつ薬，増強療法，気分安定薬

ことで回避できるかもしれない。これとは別な方法もある。器官別に自由回答式の質問をすることによって，どんなことであれ，患者が副作用として示す可能性のあることに医師が気づくようにする方法である。すなわち患者に安心感を与え，新たに起こった事態について臨床医が解釈できるようにすることである。新たに起こった事態の解釈とは，以下のようなことである。

① 抗うつ薬療法には関係のないこと
② うつ病それ自体の症状
③ 現在の薬物療法を続けているうちに消退する軽い副作用
④ 基本的に重大な副作用で，薬物を変更する必要があるもの

臨床医が副作用の説明をするとき，患者が訴える可能性のある身体症状について記録することは特に重要である。著者は，患者が抑うつ気分と頭痛を訴え，胃腸の不調あるいは他の身体不定愁訴を訴えるのをたびたび経験している。抗うつ薬が処方されてから少し時間が経過すると，患者は医師に副作用が出てきたことを報告するようになる。副作用について質問すると，患者は元から存在する不調と全く同じと思えるような訴えをすることがある。著者はこれを治療抵抗の1つととらえ，前述の訴えを副作用ではなく元からあった症状の1つであるととらえ直す方が，薬物中止や変更よりもよい選択であると考える。治療の開始時期には，症状がよくなったあとでも薬物療法を続けなければならないこと，治療が全体でどのくらいの期間必要か（初回エピソードを例にとると9カ月間）を患者に説明すべきである。

少なくとも1つの研究では，副作用がコンプライアンスに影響を与えることが示されている。Katonらは，治療の導入期に使用する

薬物として，三環系抗うつ薬よりもSSRIの方が適していると報告している。副作用の観点からSSRIの方が適しているのだと考えられる。不幸なことに，治療効果がコンプライアンスに及ぼす影響はごくわずかなものである。三環系抗うつ薬で治療された患者のうち，必要とされる6カ月以上の治療期間中ずっと服薬し続けたのは20％であったのに対して，SSRIで治療を受けた患者の34％が治療終結まで服薬し続けた。それゆえ，患者が服薬指導を遵守して適切な治療を最後まで受けられるようにするためには，薬物を選ぶ際に副作用の最小のものを選択するのがよい方法である[68]。

18. サービス・デリバリー

　高齢者の精神的ケアの大部分を担っているのはプライマリケア医であって，一般精神科医や老年精神科医ではない。特に重要な疾患であるうつ病は，不幸にして見過ごされてしまうことが多い。病気や衰弱した状態になれば落ち込むのは当然のことだと考え，抑うつ症状をうつ病の症状として扱わないのである。高齢者によく認められるアンヘドニアや意欲の低下した状態を，加齢や長期間の介護あるいは差し迫った死によるものであると誤解してしまうことがある。加齢に伴ったり，死が差し迫ったりしたときに起こる正常な落ち込みと，大うつ病に罹患したときにみられる病的な抑うつ状態との違いを明確にした研究はまだない。この区別が明らかになるまでは，人生における最晩年のQOLを向上させるために，積極的な治療介入が必要であろう。

　プライマリケア医は抑うつ状態を治療するとき，抗うつ薬より抗不安薬を使用することが多く，抗うつ薬を使用する場合であっても

大抵は必要量以下を投与し，必要とされる期間に満たないうちに中止することが多い。

こうした多くの欠点をかかえてはいるものの，米国における高齢者のうつ病治療の大部分を実際に担っているのがプライマリケア医である。卒前および卒後教育課程にうつ病治療の項目をもっと充実させる必要がある。卒後教育では，この一般的でありながら単純ではない問題にさらに焦点をあてるべきである。国立加齢研究所や国立精神衛生研究所，およびその他の政府機関からの教育，啓蒙活動，実態調査に対する基金は，この状況に対応するべきである。うつ病を見逃したり誤った治療を行ったりすることで，高齢者のみならずすべての年代にわたって，精神保健を向上させる機会が大きく損なわれているのである。したがって，抗不安薬，鎮静薬，睡眠薬，抗精神病薬による治療を行ったあとに最終的な結論として述べるのではなく，著者は今ここでうつ病の理解促進を主張したい。

19. 双極性障害の治療

双極性障害では，抗うつ薬に加え気分安定薬や，ときには抗精神病薬が必要とされる。双極性障害では，状態像の変化に合わせて抗うつ薬や抗精神病薬の投与・中止を行う必要があり，治療は動的である。しかし気分安定薬は一貫して必要であり，それは双極性障害の治療におけるまさに「錨」である。

Lithiumは最もよく使われている気分安定薬であるが，高齢者では血中濃度のモニタリングで確認した治療有効域でも中毒症状が現れることがある。高齢の双極性障害患者では，lithium投与量が治療量でも副作用を起こさずに症状を抑える場合もあるし，治療量以下

であっても気分安定作用が効果的に現れる場合もある。ごく最近になって，抗けいれん薬であるcarbamazepine (Tegretol, テグレトール)，divalproex, バルプロ酸 (Depakene, デパケン) が気分安定薬として承認された。これらの選択肢のうち，バルプロ酸は最も忍容性が高いと思われる。カルシウム拮抗薬であるverapamilは高血圧および不整脈に対し最も広く用いられている薬であるが，気分安定薬としても有用であることが報告されている。けいれん発作の合併症例や高血圧と動脈硬化性心疾患の合併症例では，気分安定化を目的として抗けいれん薬やverapamilを使用することは非常に有用である。

　双極性障害は，加齢によって症状が重くなる傾向がある。加齢とともに多くの双極性障害の患者は，躁状態とうつ状態の振幅が大きくなり，躁状態とうつ状態の時間的間隔が短く (rapid cycling)，時には躁症状とうつ症状が混合して同時に出現するようになることもある。抗けいれん薬とverapamilにはある種の緩和作用があり，このような症例で用いる場合，lithiumより安全である。双極性障害の患者の中には痴呆を発症するものもあり，痴呆に関連した脱抑制は双極性障害の高齢患者の臨床症状を非常に悪化させることに留意すべきである。強迫症状も双極性障害に併発する場合がある。ナーシング・ホームの患者が，答えがわかりきった質問を繰り返したり，食物や衣類をため込んだり，紙を浪費したり，見境のない性的逸脱行為などの問題行動を起こしたりすることがある。これらの問題行動から，患者が双極性障害や躁状態を引き起こす器質的な疾患を有していることがわかることがある。

　双極性障害の治療として，気分安定薬を併用せずに抗うつ薬だけを投与すると，躁転させたりrapid cyclerに「駆り立てて」しまっ

たりすることがある[69,70]。同様に、抗精神病薬によって、双極性障害の患者をうつ病相に「駆り立てて」しまう場合もある。抗うつ薬の中で、bupropionは双極性障害（特にrapid cycler型）の治療薬として適切である。

ECTは現在もなお、双極性障害の躁状態に対してもうつ状態に対してもきわめて有効な治療手段である。これは最初の治療としても使えるし、薬物療法が奏効しなかった場合にとる手段でもある[71]。

(1) 気分安定薬

双極性障害、単極性うつ病、分裂感情障害、脳の器質性障害に基づく躁状態のすべてに対しては、1種類以上の気分安定薬と抗うつ薬、場合によっては抗精神病薬の併用が最もよい治療法である。抗不安薬は不安が併発している場合には有用である。高齢の痴呆患者にみられる攻撃や興奮には、buspirone、carbamazepine、バルプロ酸などの気分安定薬が有用である。

a. Lithium

Lithiumは気分安定薬の先駆けである。Lithiumの作用機序はまだ完全には解明されていないが、おそらくセカンドメッセンジャー系を修復することで治療効果を現すものと考えられる。Inositol monophosphataseは、セカンドメッセンジャー系を修復する際にlithiumが標的とする最も重要な酵素であると考えられる。ほかに、lithiumがG-タンパクの変化を引き起こすという仮説もある。読者は、神経伝達物質が神経細胞体のそれぞれの受容体を占拠したとき、細胞内機構は神経伝達に対し促進的に働くことを思い起こすかもしれない。G-タンパクはこれらの信号を変換するものであり、G-タ

表14 Lithium治療計画

A　Lithium療法を開始する前に以下の検査を実施する：
1　血液一般
2　尿一般（化学的，顕微鏡的の両方）
3　血清電気分画
4　血清クレアチニン
5　BUN
6　FBS
7　TSH
8　EKG
9　医師は必要と思われたとき以下の検査を実施する：
　　a　画像を含む肝機能検査
　　b　脳波
　　c　尿浸透圧
　　d　血漿浸透圧
　　e　24時間蓄尿によるクレアチニンクリアランス

B　Lithiumの使用法
1　最初の4週間は毎週lithium血中濃度を測定する。
2　その後はlithium療法が終了するまで毎月lithium血中濃度を測定する。
3　3カ月ごとにTSHと甲状腺の触診を実施する。
4　6カ月ごとに項目Aの1〜7について再検査する。

C　Lithium投与量の変更から1週間後に血中濃度を測定する。

ンパクの変化は神経伝達に対し抑制性に作用する。これらの2つの仮説の双方，あるいはどちらか一方がlithiumの作用機序として想定されている。

　Lithiumは十分なモニタリングを必要とする。多くの気分安定薬は，高齢者に使用すると，血中濃度が治療域内であっても中毒を引き起こすことがある。高齢者では脱水傾向があったり頻回に利尿剤

を投与する必要があったりするため，lithium中毒の危険性が増加する。表14にlithiumを安全に使用するための臨床検査指針をまとめた。

Buspirone，carbamazepine，clonazepam，バルプロ酸，verapamilは気分安定薬として有用であるが，それぞれに利点・欠点がある。

b．Carbamazepine

Carbamazepine（Tegretol，テグレトール）は，攻撃性に対して有効な抗けいれん薬である。不幸にして，この薬物はCP450酵素群に重大な影響を及ぼすこと，また重篤な副作用を起こす可能性があることから，血中濃度のモニタリングと血液検査の必要があり，使いにくい薬物となってしまっている。Carbamazepineは骨髄抑制作用があり，とりわけ血小板量に影響を及ぼす。肝臓で鉄イオン分離を起こし，ヘモクロマトーシスをまねく場合がある。ナトリウム喪失性腎症や薬剤性肝炎を引き起こすこともある。この薬物を使用する際には全血球数，血清鉄濃度，血清ナトリウム量，肝臓由来酵素の定期的測定が必要である。

c．バルプロ酸

バルプロ酸（Depakene，デパケン）は，副作用が少なく忍容性が高い抗けいれん薬である。バルプロ酸も抗攻撃作用をもち，おそらく「rapid cycler」型の双極性障害にはより有効な治療薬である。高齢患者はrapid cyclerになりやすく，さらに悪化した躁症状と抑うつ症状が同時に起こる混合状態になることもある。バルプロ酸はこのような状態に適している。

バルプロ酸も随時，全血球数と肝臓由来酵素を測定する必要がある。バルプロ酸，carbamazepineともに，抗けいれん薬としての治療量は向精神薬としての治療量とほぼ一致する。定期的な血中濃度測定は通常必要ないが，効果が疑わしいときや中毒が疑われるときには行うべきである。薬剤師は，定期的な血中濃度測定を要求することがあるが，これはあまり有用ではない。

d. Clonazepam

Clonazepam (Klonopin，リボトリール) は，ベンゾジアゼピン系薬物としては珍しく気分安定特性をもっている。双極性障害に不安や睡眠障害が併発している場合，特に有用である。Clonazepamは，carbamazepineやバルプロ酸と同様に抗けいれん薬でもある。抗精神病薬や抗うつ薬と併用することで，それらの薬物のもつけいれん誘発作用を軽減する。ECTを予定している場合は，けいれん閾値を高める目的で他の気分安定薬を使用する方がよい。ECTの副作用を軽減する最も効果的な方法は，最小限の電流でけいれんを引き起こすことである。

e. Verapamil

Verapamil (Calan，ワソラン) は，高血圧や不整脈に用いられるカルシウム・チャンネル遮断薬である。Rapid cyclerで，lithiumや抗けいれん薬の使用に耐えられない患者で，しかも高血圧，狭心症，心房細動のような頻拍性不整脈を伴う症例には特に有用である。

これら心臓血管系の問題は，気分障害では珍しくない合併症である。ストレスや疾病の結果引き起こされたカテコールアミンの循環量の増加に関係があると思われる。Verapamilは便秘を起こしやす

く，末梢の浮腫や徐脈，低血圧を引き起こすことがある。

f. Buspirone

Buspirone (Buspar) は抗不安薬として市販されている。この薬は，うつ病の増強療法や気分安定薬として有用である。Buspironeは「半分の強さのセロトニン」のたとえのように，5-HT_{1A}部分作動薬の概念を最もよく表した薬物である。Buspironeは，アップレギュレーションされたセロトニン系をダウンレギュレーションして競合的部分拮抗薬として働き，ダウンレギュレーションされたセロトニン系をアップレギュレーションして部分作動薬として働く。抗うつ薬と同様，buspironeは効果発現まで数週間を要する。投与量は朝夕2回5～10mgから開始し，個々の状態に応じて2週間ごとに増量し，最大1日量90mgまで増量する。FDAは最大1日量60mgまでの使用を認可しているが，それより高用量でも安全に使用できる。

g. Gabapentin

Gabapentin (Neurontin) が気分安定薬として使われ始めたのはつい最近のことで，承認適応外であることもあって，気分安定作用があることはほとんど知られていない。抗けいれん薬としての用量は300mgを1日3回に分けて投与する。慢性疼痛（承認適応外）には1日量300～2,700mgが用いられる。高用量での使用は腎障害を引き起こすが，低用量では通常忍容性が高い。著者は，gabapentinを慢性疼痛に苦しむ躁状態の高齢患者2名に投与して著効を示した経験があることを言い添えておきたい。

（北畠　顕浩・川村　諭）

V 精神病治療における改良点

1. 非定型抗精神病薬

　最近，新しい抗うつ薬において副作用が大きく改善され，おそらく有効性も改善するという大きな進歩があった。近年，精神薬理学的研究では，新規抗精神病薬，あるいは非定型抗精神病薬と呼ばれている抗精神病薬の副作用の改善が得られた。しかしながら，抗うつ薬でみられた進歩と異なり，新規抗精神病薬は，忍容性の向上の結果として，コンプライアンスが改善するというような副産物としての改良点という以上に，直接的な有効性で重要な改善を示している。

　1950年代にreserpineで，そして次にchlorpromazineにおいて抗精神病作用が発見された。さらに他の抗精神病薬の発見がさみだれ的に続いた。これらの薬物は運動障害を起こすという性質のために，すぐに神経遮断薬という「ニックネーム」で呼ばれるようになった。実際，運動障害を起こす性質は，治療効果と複雑かつ深く関連していて切り離せないと考えられた。そして神経遮断薬を処方し

て，耐えがたい錐体外路系副作用を起こさない程度に，可能な限り投薬量を漸増することが一般的であった。

最も初期の神経遮断薬はドパミン受容体に対して低い効力しかもたず，したがって，治療の効果を達成するために高用量を必要とした。これらの薬物は残念なことに，コリン受容体，アドレナリン受容体に同様に高い親和性をもち，鎮静，心臓の合併症，起立性低血圧という顕著な副作用を起こした。初期の神経遮断薬はドパミン受容体の比較的弱い阻害薬であるため，錐体外路系副作用と遅発性ジスキネジア（tardive dyskinesia: TD）を誘発する可能性は相対的に高くなかった。実際，これらの薬の抗コリン作用は，ある程度錐体外路症状（EPS）に対して「治療的に働く」傾向があった。Thioridazineの投与中止に伴って，ドパミン抑制が減少する前に抗コリン作用の低下が起こり，しばしばEPS性の振戦が出現することは興味深い。

最終的には，中間力価から高力価のスペクトルで，低用量で用いられる薬が開発された。Haloperidol（Haldol，セレネースなど）やfluphenazineのような高力価，低用量の薬は，D_2受容体に高い親和性を有するが，他の神経伝達物質系にはあまり親和性を有していなかった。高力価薬は運動障害を起こす可能性が非常に高かったが，他の副作用を大いに減少させるという多くの臨床状況における重要な利点があった。

妄想性精神病では特に薬物療法のコンプライアンスが問題となる。そして妄想性精神病の患者が薬によって鎮静させられている，あるいは「ぼんやりする」と感じる場合は，治療を続ける可能性が非常に低くなる。鎮静薬を飲むことを強いられている場合，患者は介護者に対する拒否的な態度や，最適な治療効果を妨げる新たな妄

想をも発展させる可能性がある。

　運動障害の頻度は高齢者で高く，そして処方者にはこうした高齢者の問題を回避する特別な法的義務がある。しかし，鎮静や転倒事故をまねく起立性低血圧による問題は，より高頻度で危険であり緊急性が高いため，高力価神経遮断薬が高齢者の精神病のための選択薬になった。Haloperidolは何十年もの間，高齢者の精神病状態の治療における主流であった。

　定型抗精神病薬は，これまで非常に多くの人々に多大な利益をもたらしてきたが，今後も適切な場面で使用され続けると考えられる。例えば，次のようなことである。

- Chlorpromazine（Thorazine, コントミン，ウィンタミン）は経口あるいは非経口で利用可能である。作用の発現が速くかなりの鎮静作用がある。急性の精神病状態での緊急使用に有用な薬物として今後も使用されることになるだろう。さらに，強い抗ヒスタミン作用を有するため，精神病に伴う神経皮膚炎，吃逆，嘔気・嘔吐にも有用である。
- Pimozide（Orap, オーラップ）は寄生虫妄想の患者に特に適しており，抗うつ薬との併用で増強効果がある。
- Thioridazine（Mellaril, メレリル）とthiothixene（Navane）は，それぞれ低力価神経遮断薬と高力価神経遮断薬の代表であり，それぞれが若干の抗うつ効果を有するといわれた。
- Haloperidolは抗コリン活性が非常に少ない高力価神経遮断薬で，効果発現が速く，経口・非経口投与が可能である。せん妄の短期の管理に特に有用な薬物として今後も残るだろう。

Haloperidolは，haloperidol decanoateとしてデポ剤で利用可能である。重篤な副作用，悪性症候群の既往，アレルギー反応，重度

のアカシジアのエピソードなどがない患者で，この薬での経口投与での治療が成功している場合，この長時間作用型の注射薬が治療の候補としてあがる可能性がある。Haloperidol decanoateは，患者がうっかり服薬を忘れる場合や，まれにではあるが意図的な服薬拒否のために裁判所から強制的投薬命令を受けた場合や，高齢者の精神病性障害の長期間におよぶ管理において有用である。こうした臨床状況のいずれにおいても，経口あるいは短時間作用型の注射薬を使用して，一定の量で忍容性を確立することは非常に重要である。この期間に，完全なコンプライアンスを得るようにすることが重要である。もし臨床医が，現在実際に服用している量よりも高用量でなければ患者が安定しないという誤った考えに基づき，その用量でデポ剤を使用すると，薬物が吸収されて代謝されるまで，患者は何週間も副作用に苦しむ可能性がある。

「怠薬」患者はごまかしが非常にうまくなる。薬物を手渡すスタッフは「怠薬」が疑われる患者の口の中に実際に経口薬を置き，水を与えて飲み込むことを見守ってから，舌下と頬の内側を慎重にチェックする必要がある。次に短時間，ノンコンプライアンスのどんな徴候も見逃さないように，ひそかに観察を行う必要がある（薬物を手渡すスタッフとは別のスタッフによって，一定の距離から行われれば最善である）。

経口服用量の忍容性が確立されれば，安全にデポ剤に切り替えることができ，病識欠如による周期的再発に対して薬物で予防し続けることができ，そしてノンコンプライアンスを回避することができる。

2. 高齢者における精神病の疫学

精神病状態は長期療養中の高齢患者にありふれたものであるが,急性疾患による入院患者や社会生活を営む人においては,長期療養患者よりも頻度が低いと考えられる。

1970年代から80年代にかけて州立精神病院で「脱入院化」現象が起こったとき,ナーシング・ホームが高齢入院患者の精神科的ケアのために最も重要な場所になった[73]。ナーシング・ホームに居住している高齢者の90％以上が精神障害に罹患していた[74]。こうした患者に最も多く認められるのは,痴呆やうつ病,あるいは両者の合併であり,これらの精神障害には精神病性の徴候を伴う場合がある。せん妄が認められる場合もあるが,双極性障害,統合失調症あるいは分裂感情障害などの長期の患者は少数である。また,妄想状態や短期反応性精神病のような老年期の一次性の精神病性障害が少数に認められる。

攻撃的行動(突進する,ける,つかみかかる,引っかく,言葉あるいは言葉以外による脅迫,その他)を含めた激越行動,攻撃的でない興奮(徘徊,逃亡,侵入,常同行為),言語性の興奮(叫ぶ,持続的な不平,要求,やっかいで反復的な質問)がCohen-Mansfieldらによって記述されている[75]。

Reisbergらは,こうした激越行動が外来の痴呆患者にも多く認められることを見出した[76]。対象患者の約50％に激越行動が認められ,約1/3に暴力が認められ,約1/4が言葉による激越行動を示した。こうした行動が,しばしば家庭介護者を「燃え尽き」させたり,最愛の人を施設に入れる動機になったりする。

激越行動と衝動性はセロトニン,ノルエピネフリンとドパミンの

表15 痴呆における事象に関連しない攻撃的行動に対する治療

抗けいれん薬：valproic acid, valproate, divalproex, carbamazepine
SSRI
trazodone
抗精神病薬：定型，非定型
buspirone
エストロゲン（男性の場合）
β遮断薬
ベンゾジアゼピン系薬物
コリンエステラーゼ阻害薬

異常の結果として生じるという理論を支持するデータが数多く存在する一方，これらの行動の一部は精神科的理由，一部は身体的理由，また一部は興奮患者に無関係な理由などの，さまざまな理由からでも生じる可能性がある。「事象に関連しない攻撃的行動」の治療のためのアルゴリズムが提案されている（表15）。治療選択肢の中で，定型・非定型抗精神病薬，ベンゾジアゼピン系薬物，trazodone，buspirone，SSRI，抗けいれん薬，β遮断薬とエストロゲンが推奨されている。

著者は，しかしながら，興奮と攻撃性が簡単に薬物だけで治療できるはずがないと確信している。特定の精神科診断のために，ある行動が必ず必要だということはない。最もよい効果的治療についての最良の予測を行うことが診断なのである。多くの場合，激越・攻撃的行動は精神病理の結果ではなく，身体疾患や孤立しがちな痴呆患者の環境や周囲の調整の失敗の結果として起こってくる。安易に不必要な向精神薬を処方する臨床医は，おそらく患者の不快感を解放する機会を見逃すことになる。

「事象に関連しない攻撃的行動」の治療に対するこのアルゴリズ

ムは，神経化学疾患への薬理学的アプローチにおいては合理的である。しかし，実際的見地から，孤立しがちな患者の「事象に関連した攻撃」において爆発の原因となる「事象」が，ほとんどの場合，介護者にはわかっていない。これは，精神科的なトレーニングを受けていない介護者が，ナーシング・ホームで介護を行う場合にとりわけ多い。

3. 抗精神病薬の副作用と高齢者の特殊な感受性

向精神薬の中枢神経系に対する感受性は，理由は不明であるが，確実に若年者より高齢者の方が高い。さらに，高齢者は多くの合併症をかかえている場合があり，多剤併用が行われていることが多いため，薬物の有害反応が非常に多くなる。すべての高齢者の約90％が，日常的に数種類の薬物を服用している。ナーシング・ホームでは，患者の60％が少なくとも7種類の薬を服用し，40％が8種類以上の薬を服用していて，CP450酸化酵素システムに対する誘導，阻害，競合などの重要な相互作用がもたらされる可能性がある[77,78]。

> **著者のノート**
> 一般の抗精神病薬の副作用と薬物有害反応に対する高齢患者の特別な感受性については，著者の論文「ナーシング・ホーム入所者への訪問クォリティ・ケア」に記載している[4]。

高齢者の疾病のために使用される薬物の多くは，治療/中毒指数が低い（例えば，digitalisやwarfarin）。加えて，高齢者では薬物動態が変化しており，薬物有害反応が起こりやすくなる可能性がある。肝代謝における第Ⅰ相の年齢に関連した低下が全身の水/脂肪比を増加させ，そして最も重要なことは，高齢者における年齢に関連し

た腎クリアランスの低下が，薬物の分散と排出あるいは除去といった薬物動態を変化させる。

副作用が高齢者の現在の医学的状態を悪化させるかもしれない。例えば，抗コリン薬がコリンの欠乏をもたらし，そのために，痴呆性患者の認知機能を悪化させるかもしれない。抗コリン作用が同様に便秘あるいは尿閉を悪化させたり，緑内障の発作を引き起こした

表16　神経伝達系と一般的向精神薬の副作用と感受性

抗ドパミン作用	嚥下障害 乳汁分泌/無月経を伴った高プロラクチン血症 女性化乳房 遅発性ジスキネジアと錐体外路症状（TDとEPS）	嚥下障害 骨粗鬆症 動脈硬化症
抗コリン作用	↓胃酸 ↑眼圧 ↓視力 ↓唾液 尿閉 ↓消化管運動 頻脈 精神病とせん妄 ↑体温 ↓発汗 インポテンス 遅漏	慢性閉塞性肺疾患（COPD） 緑内障 便秘 前立腺症 神経因性膀胱 転倒 中枢神経系障害 性的機能不全 他の抗コリン薬との併用
抗ヒスタミン作用	鎮静 グルカゴンの分泌変化 体重増加 低血圧	肥満 糖尿病 他の鎮静薬との併用
抗セロトニン作用	色素沈着	糖尿病
抗α₁アドレナリン	糖代謝変化 不整脈と頻脈 狭心症 振戦 鎮静	糖尿病 心疾患 起立性低血圧 転倒

「ナーシング・ホーム入所者への訪問クォリティ・ケア」[4] より

り,呼吸器の分泌物を増やし慢性閉塞性肺疾患の悪化を引き起こすかもしれない。$α_1$アドレナリン活性が,もともとあった心疾患をわかりにくくするか,あるいは起立性低血圧を引き起こすかもしれない。神経伝達物質作用のいくつかの重要な例と副作用,特別な感受性をもたらす高齢者の疾病を表16に示す。

ある患者にとっての副作用が他の患者にとっては治療的効果をもたらすことを理解することは重要である。さらに,治療におけるある時点での治療的効果が,他の時点では副作用になる可能性がある(例えば,抗コリン薬と抗ヒスタミン薬による鎮静作用は,精神病性疾患の治療早期では利点となるが,通常,同じ疾患の長期管理では重大な問題になる)。

4. 運動障害

高齢者に運動障害が起こった場合,もともとある歩行障害を増悪させたり,バランス,可動性,強度,固有感覚の低下,聴覚と視力の障害,あるいは高齢者のその他の機

遅発性ジスキネジア

遅発性ジスキネジア発症の危険因子
- 女性
- 高齢
- 器質性精神障害または感情障害
- 高力価薬の使用
- 高用量,長期間の治療

能的な状態に強い影響を与える因子に複雑な相互作用を及ぼす可能性がある。遅発性ジスキネジア(TD)が口唇の協調運動を変化させるだけでなく,栄養障害を起こしたり,あるいは最悪の場合,嚥下障害や嚥下性肺炎や誤嚥性の窒息につながる可能性がある。

高齢者は錐体外路系副作用とTDのリスクが特に高い。定型抗精神病薬で治療された高齢患者の約70%に,ある程度のEPSが起こ

る。定型抗精神病薬を長期間投与したあとのTDのリスクは，若年患者の20％に対して高齢患者では50％にまで上昇する。

　多くの例外はあるものの，こうした傾向は典型的ナーシング・ホームの患者に非常によくあてはまる。TDはいったん起こると，長期間続いたり，あるいは永久に治癒しない可能性がある。神経遮断薬の処方を一度も受けたことがなくても，少数の高齢者はTD運動を示す。そのため，神経遮断薬が処方される前後には不随意運動評価尺度（Abnormal Involuntary Movement Scale: AIMS）や類似のテストが定期的に行われるべきである。

　神経遮断薬は医療法上，他の薬とは別に扱われる。法的な同意能力がほとんど保たれている患者に神経遮断薬を処方する場合には，書面によるインフォームド・コンセントが必要であるが，実際にはこうしたことはめったに行われない。さらに同意能力がない患者でも，言語や行動で神経遮断薬を拒否する可能性もある。保護者あるいは後見人がこの拒否を無効にすることはできない。同意能力がない患者の意思に反して強制的薬物療法を行うためには，裁判所命令が必要とされる。同意能力がない患者に対して，薬物を食物や飲料水に隠して投与することは公民権違反であり，臨床医は医療過誤保険が一般に公民権上の法規違反行為を補償しないことを知っておくべきである。

　こうした理由により，TDの危険がより少ない非定型抗精神病薬の開発は，治療上の著しい改善をもたらしたのである（以下を参照）。

5. 錐体外路症状

　錐体外路症状（extrapyramidal symptom: EPS）には，薬剤性の

パーキンソニズム，ジスキネジア，ジストニアが含まれる。後者は高齢者より若年者で多くみられる。薬剤性パーキンソニズムのピル・ローリング様振戦，仮面様顔貌と動作緩慢は神経遮断薬投与を受けている高齢患者で特に多いが，アカシジア（内的な落ち着かなさや不穏による耐えがたい感覚）は，薬物療法を受けている患者が悩まされる副作用では最も多いものの１つかもしれない。

　もちろんEPSは一時的なものであり，薬物の中止によって軽減する。若年者では，神経遮断薬の開始時に，EPSを予防する目的で抗コリン薬が併用されることがある。患者の4/5は，数カ月後に再発することなく抗コリン薬や抗パーキンソン薬を中止することができる。この方法は，抗コリン薬に対するリスクが比較的高い高齢者ではうまくいかない。

> **抗**コリン薬を最初から投与する方法は，抗コリン薬に対するリスクが比較的高い高齢者ではうまくいかない。

　薬剤性EPSはTD発生のリスクを増加させると報告されている[79,80]。

6. 非定型性

　新規抗精神病薬における非定型的な神経化学を概念化することは困難であり，いくつかの側面が不明確なままである。神経伝達物質システム（ドパミン，セロトニン，ノルエピネフリンなど）には受容体サブタイプが存在する。受容体サブタイプの脳における分布は多様であり，種々の受容体サブタイプは異なる機能を示す。ドパミン受容体サブタイプと5HT₂受容体は，新規抗精神病薬の選択性と非定型性に関連していることが次第にわかってきた。

　従来の抗精神病薬はD₂受容体に強い親和性を有していた。一方，

非定型抗精神病薬はD_2受容体よりもD_4受容体に強い親和性を有している（例えばD_4対D_2比は1より大きい）。このD_4とD_2の間には相互関係があり、この比率が高いほど効果が優れ、効果／副作用比がより望ましいものになる。新規抗精神病薬は同様に、D_1, D_3受容体よりもD_4受容体に高い親和性を示すが、その意義はあまり明確ではない。

新規抗精神病薬は同様に、D_2受容体よりも$5HT_2$受容体に高い親和性を示す。この比率や、単純に$5HT_2$に対する高親和性が非定型性の源であるかどうかについては不明である。

これらの進歩の結果として、新規抗精神病薬は従来の抗精神病薬と比較して治療／毒性比が改善している[81]。

7. 選択性

抗精神病薬は中脳辺縁系と中脳皮質系経路（A10）におけるドパミン遮断によって治療効果を発揮する。黒質線条体経路（A9）で抗精神病薬によるドパミン遮断が起これば、EPSとTDの問題が発生する。

中脳辺縁系における高いドパミン活性が、幻覚や妄想などの陽性症状に関係しているし、中脳皮質系経路における高いドパミン活性が、統合失調症の認知機能障害と陰性症状を起こす。

脳に存在する別のドパミン経路が、神経遮断薬による治療効果と望ましくない副作用の両方に関係している。延髄の化学トリガーゾーンにおけるドパミン遮断により制吐作用が生じる。また、視床下部でのドパミン遮断により体重増加や体温調節障害が起こると考えられる。下垂体におけるD_2遮断は、プロラクチンのネガティブ・

フィードバックに悪影響を与え，プロラクチンの上昇と，理論上，高齢者における骨粗鬆症の悪化とアテローム性動脈硬化の促進をもたらすことになる。

新規，あるいは非定型抗精神病薬は，おそらくD_2とD_4受容体サブタイプの脳内における分布が異なることに起因して，黒質線条体経路よりも中脳辺縁系や中脳皮質系経路に高い選択性を有していると考えられる。

さらに，新規抗精神病薬は$5HT_{2A}$受容体に高い親和性を有している。セロトニンによるドパミン調節が，中脳辺縁系や中脳皮質系経路では起こらず，黒質線条体経路で起こる結果，非定型抗精神病薬による$5HT_{2A}$受容体遮断が黒質線条体経路におけるドパミン放出を抑制して，EPSとTDのリスクを減少させる[82,83]。

8. 多面的発現：非定型抗精神病薬による有効性における改善

非定型抗精神病薬は，統合失調症における治療有効性に明らかな改善をもたらした。治療における改善点は，統合失調症の陰性症状の改善をもたらしうる。定型抗精神病薬は，意欲低下，集中困難，忘れっぽさ，ストレス処理能力の低下，感情や情動の欠如，自己と自己従属物に対する否認，社会的引きこもりを含む陰性症状に対して比較的治療効果が低い（表17）。妄想と幻覚を含む統合失調症の陽性症状は，定型・非定型抗精神病薬のいずれによっても治療することができる。

新規抗精神病薬の陰性症状に対する有効性の改善は，ドパミン，セロトニン，アセチルコリン，ノルエピネフリンを含む，多数の神経伝達物質システムに対する多面的発現効果によると考えられる。

表17 統合失調症の陽性および陰性症状

陽性症状	陰性症状
妄想	意欲低下
幻覚	集中困難／忘れっぽさ
	ストレス処理能力の低下
	感情や情動の欠如
	自己と自己従属物に対する否認
	社会的引きこもり

統合失調症の陽性症状は，主にドパミン作動システムのアップレギュレーションによるのに対して，陰性症状は，いくつかの神経伝達物質の，個別あるいは1つ以上の神経経路における相互作用によって，影響を受けている可能性があると仮定されている[84]。残念ながら，こうした親和性プロフィールにおける多面的発現は，運動障害以外の副作用を引き起こす可能性がある。

定型抗精神病薬と非定型抗精神病薬の副作用プロフィールの比較を表18に提示する。

統合失調症の治療と陰性症状における治療効果によってもたらされた改善効果は，社会生活を営んでいる高齢者，あるいはナーシング・ホームにいる高齢者においても重要性がないわけではない。しかしながら，これは当然若年集団に対してと同程度に重要なわけではない。痴呆性疾患に伴う精神病が老年精神医学上の一般的問題の1つであるので，認知機能に対する非定型抗精神病薬の効果はさらに重要である。Purdonらは，olanzapineとrisperidoneで治療された非高齢統合失調症の患者では認知機能が改善を示したが，haloperidolでは全く改善を示さなかったことを報告している[85]。認知機能におけるこうした改善は，統合失調症の陰性症状における改

表18 定型・非定型抗精神病薬の副作用

	運動障害(EPS, TD)	鎮静	抗コリン作用	肝障害	無顆粒球症	循環器系障害	悪性症候群	高プロラクチン血症	起立性低血圧	けいれん発作	性機能障害	体重増加
低力価抗精神病薬	++	++++	++++	+	+	++	+	+++	++++	+	+	+++
高力価抗精神病薬	+++	+	++	+	+	+	+	+++	++	+	+	+
Clozapine	0	0	+++	+	++++	+++	+	0	+++	+++	0	+++
Risperidone	++	+	+	+	0	+	+	++++	++	0	0	+
Olanzapine	0	++	0	+	0	+	?	0/+	0/+	0	0	++
Quetiapine	0	++	0	+	?	?	?	0	+	0	0	++
Serindole	0	0	0	+	0	++	?	?	?	0	++	++
Ziprazidone	?	+	0	?	?	?	?	?	?	?	?	?

訳注：Clozapineは鎮静作用は強いと思われる。Risperidoneも性機能障害はあると思われる。

善と単純に関連している。ただし，非定型薬に実際の認知機能増強効果があると仮定してということであるが。これらの薬が高齢者でいっそう有利に働くことは確かであろう。

9. 新規抗精神病薬への切り替え：漸減・漸増

新規抗精神病薬の利点は，多くの患者で薬物療法を開始する際の最初の選択薬になるということであろう。新しい薬に切り替えることによって，すでに定型薬で治療されている多くの患者にも有益である可能性がある。こうした患者に対しては，最大治療効果に達しないために切り替えを考慮する場合もあるだろうし，副作用のために切り替えを考慮する場合もあるだろう。

さまざまな切り替え方法が提案されてきた[86]。セロトニン症候群のような薬物相互作用を予防するためのウォッシュアウト期間が重要な抗うつ薬とは異なり，抗精神病薬では突然中止されて新しい薬物が開始される可能性もある。あるいは，新しい抗精神病薬が追加され，そして前薬は中止する方向で急激に減量されたり漸減されたりする場合もある。

切り替えの期間に，臨床医は再発防止を模索したり，離脱性TDなどの離脱反応や誤薬を防止するように努力する。いくつかの理由によって切り替えが順調にいかない場合がある。患者は切り替えによって精神症状の再燃につながる不安を経験するかもしれない。抗精神病薬と抗コリン薬の離脱によって精神病症状の再発が起こる可能性がある[87]。漸減・漸増の間に過少投与による症状の再燃や過剰投与による副作用が出現するかもしれない。新規抗精神病薬が効果を発現し始める前に，もとの薬物の治療効果が次第に減弱する場合

もある。結果的に切り替えは失敗に終わり，前薬が新しい薬物より有効であったということになるかもしれない[88,89]。

こうした陥穽に陥る可能性はあってもなお，従来薬を服用している患者に対する治療を再考する際に，定型抗精神病薬から非定型抗精神病薬への切り替えが必要とみなされる可能性が高い。

10. 薬物経済学

新規抗精神病薬が従来薬より表面上はかなり高価であるのに対して，ケア全体のコストとして，薬物そのもののコストは他の直接的コストと精神病性障害と関連した間接コストよりも少ないものであることを，薬物経済学研究は繰り返し示してきた。急性期治療における入院コストは，ナーシング・ホームにおける資源活用の頻度を増加させるし，プライマリケア医と精神科医による訪問診療と搬送に代表される精神疾患の主要な直接的治療コストを増加させる。間接コストには患者の生産性の喪失（高齢者や介護施設の患者にはあまり関係ないが）やQOLの低下，患者の家族の生産性やQOLの低下が含まれる[90]。

難治性統合失調症の非高齢入院患者についての後方視的研究で，非定型抗精神病薬のclozapineは，haloperidolを服用している場合と比較して，研究期間中の直接的ヘルスケアコストで患者1人あたり2,442ドルの節約をもたらした[91]。さらに，risperidoneが薬物経済学的に従来の抗精神病薬に勝ることを示した研究[92,93]があるし，olanzapineで非高齢者の入院患者，外来患者でhaloperidolより費用対効果が高いことが示されている[94]。

11. 特定の非定型抗精神病薬の選択

(1) Clozapine

Clozapine (Clozaril) は最初の非定型抗精神病薬として開発され,多くのモノアミンとそれらの受容体サブタイプに親和性を有している。5HT$_2$受容体に強く拮抗し,良好なD$_4$/D$_2$比を有している。αアドレナリン受容体とヒスタミン受容体に若干の活性があり,強い抗コリン作用を有している。Clozapineは,単に最初の非定型薬というだけではなく,他の治療薬では治療抵抗性の患者のための選択薬として現在も用いられている。この多面発現性の受容体親和性プロフィールによって,clozapineは統合失調症の陽性症状・陰性症状双方に有効であるだけでなく,運動障害のリスクとプロラクチン増加を示すことがほとんどない。残念ながら体重増加は非常に多く認められ,起立性低血圧が起こる可能性があり,長期の管理で鎮静作用が非常に高頻度に治療上の問題になる。

Clozapine はCPⅠA2とCPⅢA経路を通して代謝され,fluvoxamineのようなこれらの経路の阻害薬によって,血中濃度と毒性が増加する可能性がある。

顆粒球減少症はclozapineだけに特異的に発生するわけではなく,抗精神病薬による副作用として一般的に発生することがあるが,残念ながらこの重大で致命的な可能性のある副作用は,clozapineではどの薬物よりも高い頻度で発生する。Clozapineが最初に発売されたとき,製薬メーカーは処方されているすべての患者が頻回に確実に全血球計算検査を受けるシステムを実際に開発した。このシステムはもう稼働していないが,clozapineを処方している臨床医は治療初期の6カ月間は1週間ごとに,その後は2週間ごとに全血球

計算値をチェックする必要がある。

Clozapineは通常，1日12.5mgから開始し，比較的半減期が短いので8〜12時間ごとの分服で，最大投与量の1日300mgに5日間隔で漸増する。高齢者では，より低用量で，よりゆっくりと増量することが賢明である。しかしこの薬が難治性の患者のために頻用されるとすれば，こうした一般的な注意事項は適用できないかもしれない。

Clozapineは急激な中止によって抗コリン性リバウンドが起こる可能性があるので，徐々に減量を行い，中止する必要がある。

(2) Risperidone

Risperidone（Risperdal，リスパダール）は，2番目の非定型抗精神病薬として市場に登場し，強い5HT$_2$拮抗作用と比較的弱いD$_2$拮抗作用を有している。α_2受容体にも同様に強力な作用を示すが，抗コリン受容体にはほとんど親和性がない。したがって，低用量で低血圧がみられる場合がある。高用量でなければ運動障害は少ない。わずかにプロラクチンに作用し，体重増加の可能性があるが顕著ではない。ある程度の鎮静作用がある。

Risperidoneは1日用量が6mgを超えると非定型性を喪失する傾向がある。高齢者では，より低用量でもEPSを引き起こすことがある。高齢者では1日0.25mgから開始して，5日ごとに0.25mgずつ増量すべきである。1日2〜3mg以上の高用量は，高齢患者ではめったに必要とされない。

Risperidoneは，長期療養での単独の抗精神病薬における市場占有率が最も高い。この薬物の大きな利点は抗コリン作用がないことなので，すでにコリンが不足しているアルツハイマー病患者では明

らかな利点となる。抗コリン性の副作用（例えば，便秘，分泌物の増加，眼内圧の上昇，抗コリン性せん妄）は高齢者では特に問題になることから，この点でも有利である。

Risperidoneはある程度の気分安定特性を有することから，双極性障害や分裂感情障害に関連した精神病に有効であることが報告されている[95]。Risperidoneは主としてCPⅡD6経路で代謝されるため，fluoxetineやparoxetineのようなCPⅡD6阻害薬と併用する場合，減量して用いなければ血中濃度と毒性が増加する可能性がある。

(3) Olanzapine

Clozapineに類似したolanzapine（Zyprexa，ジプレキサ）は多面発現性に富んでおり，多数のモノアミン受容体サブタイプに拮抗する。5HT$_2$，コリン，ヒスタミン，αアドレナリン，ドパミン受容体に高い親和性と，良好なD$_4$/D$_2$比を有している。

極端に単純化した見方をすると，risperidoneを「クリーン・ハロペリドール」とすると，olanzapineは「クリーン・クロザピン」という見方ができると思う。OlanzapineはEPSやTDを発生させたり，プロラクチンを上昇させたりする危険はほとんどないが，若干の抗コリン作用を有している。起立性低血圧は少ないが，全くないわけではない。鎮静作用は中等度に認められるが，体重増加の頻度は非常に高い。もちろん高齢者では後者の特徴は望ましくないか，あるいはむしろ治療的な場合もあるかもしれない。

OlanzapineはCPⅠA2，CPⅢC19とCPⅡD6経路で代謝される。多くのチトクロームP450経路が利用されるので，理論上は，薬物相互作用によって毒性をもたらす可能性は少ない。

Olanzapineには気分安定特性と抗うつ効果が存在するという逸

話的報告があり, Purdonらはolanzapineを投与されている非高齢統合失調症患者で認知機能が改善したことを報告している[85]。認知機能の改善は, 単に統合失調症の陰性症状の軽減によってコミュニケーション能力が向上したことの反映であるのか, 認知機能の真の増強効果によるものなのかどうかは不明である。

(4) Quetiapine

Quetiapine(Seroquel, セロクエル)は5HT$_2$受容体に拮抗作用を有し, D$_2$受容体にはより少ない拮抗作用を示す。Clozapineやolanzapineのように多面発現性であり, ヒスタミンH$_1$受容体やα$_1$・α$_2$アドレナリン受容体に特に強い親和性を有している。したがって, 運動障害を起こすことはまれで, プロラクチンは上昇しないが, 鎮静や起立性低血圧は非常に多い。体重増加は約2%に起こる。

QuetiapineはCPⅢ, ⅣA経路で主に代謝され, CPⅡD6経路を含めたいくつかのチトクロームP450酵素の弱い阻害物質であるが, この経路は他のいくつかの向精神薬の代謝のために必要である。Quetiapineと他の抗精神病薬(漸減・漸増中などで), あるいは抗うつ薬との併用は, quetiapineが他の薬の血中濃度を増加させる可能性があるという認識の上で行われるべきである。もちろん, これはまた経済的利点として用いられる可能性もある。

Wongらの研究により, quetiapineが高齢者で直線的薬物動態を示し, 半減期は約6時間であることが明らかとなった。経口服用後2時間以内で早く吸収されるが, 高齢者では経口投与クリアランスがわずかに低下するため低用量で用いた方がよいと考えられる[96]。高齢者における特別な副作用は報告されていない。

Quetiapineの残念な副作用(イヌで白内障を起こす可能性)が動

物研究によって報告されている。同様の副作用はサルでは見出されなかったし,人で起こる可能性があるという証拠はまだない。しかし,製薬メーカーは,投与前の基線細隙灯検査とその後6カ月ごとの経過観察を勧めている[97]。白内障は高齢者では多くみられる問題なので,この副作用が解決されるまで,高齢者に対してはquetiapineを限定的に用いる必要があるかもしれない。

　高齢者におけるquetiapineの初期用量は12.5〜25mg,1日2回投与であり,1日2回150mgの最大投与量まで3日間隔で12.5〜25mgずつ増量する。

(5) Sertindole

　Sertindole (Serlect) は主として5HT$_2$に対する拮抗作用を有し,D$_2$とα$_1$アドレナリン受容体には親和性が比較的少ない。非定型抗精神病薬市場にはまもなく登場する予定である。

　Sertindoleは他の非定型抗精神病薬より心血管系の合併症を起こす可能性が大きい。治験段階で非高齢被験者の4％にtorsades de pointes型頻脈の前兆となるQTc間隔の延長が発生した。

(6) Ziprasidone

　Ziprasidone (Zeldon) はまもなく発売される非定型抗精神病薬である。Ziprasidoneは抗精神病薬効果を発現させる受容体親和性プロフィールのほかに,セロトニンとノルエピネフリン再取り込み阻害作用と5-HT$_1$受容体の拮抗作用を有する点で,他の非定型薬とは異なっている。また,これらの性質によって抗うつ薬と抗不安薬両方の性質を有する。Ziprasidoneは,5HT$_2$とD$_2$受容体に高い親和性を有し,ヒスタミンH$_1$とα$_1$アドレナリン受容体に中等度に拮

抗作用を有する。D_1, α_2とM_1受容体にはほとんど結合しない。Ziprasidoneの5HT$_{2A}$/D$_2$比はrisperidoneより高いか, clozapineと同等である。Ziprasidoneでの臨床経験と有効性, 副作用プロフィールにおける今後の評価が期待されている。

　Ziprasidoneは経口投与不能の場合や強制的治療状況では, 経口投与のほかに非経口投与が利用可能であるという, 非定型抗精神病薬の中ではユニークな特徴を有している。

(7) Loxapine

　Loxapine (Loxitane) はあまり一般的ではなかったが, ある期間, 定型抗精神病薬として使用されてきた。定型抗精神病薬としては成功しなかったが, 体重増加を引き起こす性質がない点ではユニークな薬物である。5HT$_{2A}$/D$_2$受容体比が1であるので, 現在ではloxapineは非定型抗精神病薬であると考えられる。5HT$_{2A}$/D$_2$比は定型抗精神病薬では1以下であるのに対して, clozapineでは0.5である。このことから, loxapineは他の定型抗精神病薬に比べて錐体外路系副作用が非常に少ない。統合失調症の陰性症状に対するloxapineの効果に関する研究はなされていないが, loxapineが非定型抗精神病薬としての特徴を有することを示唆する若干のデータがある。

(及川　暁)

VI 結　語

　老年期精神障害の治療に用いられる新しい薬物の開発によって，大きな進歩が遂げられようとしている。こうした進歩の大部分は副作用プロフィールの改良によっており，かたや少数の薬物では薬効の向上そのものが寄与している。

　最も力づけられるのは，これらの進歩が偶然の発見を通じてなされてきたのではないということだ。歴史上，抗精神病薬や抗うつ薬の発見は，偶然の好機と鋭い観察力によってなされた。現在では，考え抜かれた有機的な方法論によって薬物が開発されるのがわかる。精神に関する解剖学と神経化学の研究はさらに継続されるべきだが，さらに重要な基礎分野として，さまざまな神経伝達物質の機能と相互作用および受容体のサブタイプに関して解明が進められている。新しい薬物は正しい意味で「デザイナーズ・ドラッグ」であり，こうしたシステムを巧みに操り，罹患している精神疾患の治療を向上させるという明確な目的のもとに開発されている。これほど複雑で，またこれほど患者とその家族の苦悩を取り除き，個人と社会における病の重荷を軽減しうる領域はほか

> これほど複雑で，またこれほど患者とその家族の苦悩を取り除き，個人と社会における病の重荷を軽減しうる領域はほかにない。

にない。

　製薬産業は，将来にわたって祝福され，推進されて然るべきである。

　精神医学は，真に神経内分泌学へと発展しつつある。おそらく，これらの障害が解明される新時代を位置づけ，将来，過去から続いてきたスティグマの重圧を取り除くために，精神医学の名称は変更されるだろう。精神疾患に関して，悪魔の仕業とか，軟弱な性格とか，親のしつけの失敗などといった旧来の信仰は放棄されるべきである。心因性障害（psychological disorder）は確かに存在し，しばしば精神疾患と相互作用を示すとはいえ，精神医学における病理学的分類上のこれら2つの領域は明確に区別されるべきである。

　おそらく，精神疾患に関するスティグマが取り除かれ，財政上あるいは他の要因によって生じているメンタルヘルス・ケアに関する障害へも対処できるようになるだろう。

　精神疾患は高齢者では珍しくなく，特に長期ケアを受けている患者では顕著である。プライマリケアに携わる医師は，高齢者のためのメンタルヘルス・ケアの大部分を提供する。この本書を終えるにあたり，ありふれた事柄が必ずしも単純ではないということが，読者には明白となったであろう。

　読者がメンタルヘルス・ケアの対象となる高齢患者を担当した場合，メディケアは同じ患者の，より複雑ではない「身体的」障害の場合に比べたら少ない額の報酬しか支払おうとしないだろうが，担当する高齢患者のありふれていてしかも重要なニーズに対応すべく，神経内分泌学の複雑さを理解しようと努めた皆さんの労苦を著者は祝福しよう。

　要約すれば，多くの新しい力が地域社会での長期的ケアにおいて

老年精神医療を変革しつつある。精神薬理学における最新の進歩は，これらの挑戦に対応するわれわれの能力を有意に高めてくれるものである。

（道又　利）

:::: 付章 ::::

　この章では，本書で扱われてはいないが，日本における高齢者に対する向精神薬療法として重要と思われる薬物について概説する。

(1) アルツハイマー病・脳血管性痴呆
　Nisergoline（サアミオン）は，脳血管障害後遺症（意欲低下）に適応がある脳循環・代謝改善薬であるが，vascular depressionに有効な場合がある。
　Donepezil（アリセプト）は，本編にも記載されているコリンエステラーゼ阻害薬であるが，アルツハイマー病の進行を遅らせる作用のほかに，比較的最近始まった幻覚・妄想状態（幻の同居人妄想のような）にも単独で有効な場合がある。
　Galantamine（Reminyl）は，APL（Allosterically Potentiating Ligands）としてニコチン受容体増強作用を併せもつ可逆性コリンエステラーゼ阻害薬である。米国ではすでに市場導入されているが，ADAS-cog.（Alzheimer's Disease Assessment Scale, cognitive subscale）スコアの改善度が，donepezilより高いとする報告もあり，わが国にも近い将来導入される予定である。

(2) 睡眠障害
　Etizolam（デパス）は，わが国で最も頻用されている抗不安薬であるが，睡眠障害に対する適応がある。半減期が短く（約6時間），

用量設定がしやすいため,高齢者の睡眠障害にもっと使われてもよいと思われる。

Brotizolam（レンドルミン）は,わが国で頻用されている短時間作用型睡眠薬である。半減期は短い（約7時間）が,入眠障害・途中覚醒両方の睡眠障害に安全に使用できる。最近,口腔内崩壊錠が発売されて高齢者にはさらに使用しやすくなった。

(3) 気分障害

Sulpiride（ドグマチール,アビリット,ミラドール）は,低ー中等用量（150〜300mg）で抗うつ効果があることが知られている。食欲増進作用があり,思考制止・食欲不振を伴う高齢うつ病患者に対して,狭義の抗うつ薬より速い効果発現が期待できる。

Mianserin（テトラミド）は,四環系抗うつ薬で,鎮静作用と鎮痛補助作用が強く,慢性疼痛と睡眠障害を合併した高齢患者に有効である。

Milnacipran（トレドミン）は,わが国初のSNRI（セロトニン・ノルアドレナリン再取り込み阻害薬）で,抗コリン作用がきわめて弱く,薬物相互作用がないため,高齢者のうつ病における現時点での第1選択薬と考えられる。ただし,ノルアドレナリン作動性であるため,男性患者では排尿障害に注意を要する。

Tandospirone（セディール）は,buspironeによく似たプロフィールをもつ5HT$_{1A}$作動薬であり,副作用も少なく,抗不安作用のほかに抗うつ効果も期待できることから,高齢者の軽症不安・抑うつ状態に有効である。しかし,buspironeと同様の気分安定特性があるかどうかは不明である。

(4) 精神病性障害

　Tiapride（グラマリール）は，脳循環・代謝改善薬に分類されているが，sulpiride類似化合物であり，高齢者のせん妄・興奮・攻撃などの問題行動に対して使用されている。Sulpirideのような食欲増進作用と抗うつ効果はないと考えられる。用量は1日75～150mgとなっているが，筆者はこの薬を「弱いsulpiride」と考えて，もう少し高用量で用いることがある。しかし当然，高用量では錐体外路症状出現の可能性がある。

　Risperidone（リスパダール）は，わが国に最初に導入された非定型抗精神病薬である。筆者はrisperidoneを，tiaprideが無効な問題行動に対して0.5～1mg程度の用量で使用している。最近液剤が発売され，高齢者に対してさらに使用しやすくなった。特に液剤は緊急時のhaloperidol筋注の代用としても有用で，「老人病棟の常備薬」といっても過言ではないと考えている。ただし，高用量では起立性低血圧が生じる可能性があるので，転倒事故には注意を要する。

　Perospirone（ルーラン）は，国産初の非定型抗精神病薬で，risperidoneによく似た構造式と受容体作用プロフィールをもっているが，統合失調症と同様，大規模な研究によるエビデンスが乏しい。錐体外路症状が比較的軽度で，高齢者にも使用しやすいと思われる。

〔上田　均〕

◆参考文献

1. Smith DA (ed). *Geriatric Psychopathology Series*. Behavioral Health Resource Press, Providence:R.I., 1995.
2. Beers MH. Explicit criteria for determining potentially inappropriate medication use in the elderly. *Archives of Internal Medicine*, 1997:157:1531-1536.
3. Slama KM, Smith DA. *Geriatric Psychopathology: Sleep Disorders in Old Age*. Behavioral Health Resource Press, Providence: R.I., 1995.
4. Smith DA. *Geriatric Psychopathology: Delivering Quality Care to Nursing Home Residents: OBRA Regulations and Beyond*. Behavioral Health Resource Press, Providence: R.I., 1995.
5. Symposium Report. *Alzheimer's Disease Management Today*, Volume 1, No. 1, Pg 15.
6. Lawton MP, Brody EM. Assessment of older people self-maintaining and instrumental activities of daily living. *Gerontologist*, 1969; 9(3):179-186.
7. Ernst RL, Hay JW, et al. Cognitive function and the costs of Alzheimer's disease: An exploratory study. *Archives of Neurology*, 1997; 54:687-693.
8. Tariot P. Donepezil was well tolerated and enhanced cognition in nursing home patients with Alzheimer's disease. Presented at American Geriatric Society Annual Scientific Meeting, Philadelphia, Penn., May 1999.
9. Le Bars PL, et al. A placebo-controlled, double-blind, randomized trial of an extract of Ginkgo biloba for dementia. *Journal of the American Medical Association*, 1997 (Oct. 22/29); 278:1327-32.
10. Samom Ernesto C, Thomas RG, et al. A controlled trial of selegiline, alpha-tocopherol, or both as treatment for Alzheimer's disease. *New England Journal of Medicine*, 1997; 336:1216-1222.
11. Elko DJ, Burgess JL, Robertson WO. Zolpidem – associated hallucinations and serotonin uptake inhibition: A possible interaction. *J Toxicol Clin Toxicol*, 1998: 36(3):195-203
12. Ravishankar A, Cornath T. Zolpidem tolerance and dependence – two case reports. *J Psychopharmacel*, 1998: 12(1):103-104.
13. Garfinkel LD, Laudon M, et al. Improvement in sleep quality in elderly people by controlled-release melatonin. *Lancet*, 1995; 346(8974):541-544.
14. Folks DG. Management of insomnia in the long-term care setting. *Annals of Long-Term Care*, 1996; 7(1):7-13.
15. American Psychiatric Association: Diagnostic and Statistical Manual of Mental Disorders, Fourth Edition, Washington, American Psychiatric Association, 1997.
16. Weissman MM, Bland RC, et al. Cross National Epidemiology of Depression and Bipolar Disorder. *Journal of the American Medical Association*, 1996;

276:293-299.

17. Depression Guideline Panel. Depression in Primary Care: Volume I. Detection and Diagnosis. Clinical Practice Guideline No. 5, Rockville, Md.: U. S. Dept. of Health and Human Services, Agency for Health Care Policy and Research. AHCPR Publication No. 93-0550. April 1993:1-10.

18. Carroll, BJ. The use of antidepressants in long-term care and the geriatric patient: geriatric psychiatric issues. *Geriatrics*, 1998; 53 (suppl IV) S4-S11.

19. Williams JW, Mulrow CD, et al. Case-finding for depression in primary care: a randomized trial. *Am J Med*, 1999; 106: 36-43 and Rothschild AJ. The diagnosis and treatment of late-life depression. *J Clin Psychiatry*, 1996; 57 (Suppl 5):5-11.

20. Reynolds CF, Lebewitz, BD, Schneider LS. The diagnosis and treatment of depression in late life: the NIH Consensus Development Conference on the Diagnosis and Treatment of Depression in Late Life: an overview. *Psychopharmacol Bull*, 1993; 29:83-85.

21. Gerland B. The impact of depression on quality of life of the elderly. *Clinics in Geriatric Medicine*, 1992; 8 (2):377-386.

22. Ferentz K. The primary care setting: managing medical comorbidity in the elderly depressed patient. *Geriatrics*, 1995; 50 (suppl 1):S25- S31.

23. Knesper DJ. The depressions of Alzheimer's disease: sorting pharmacotherapy and clinical advice. *J Geriatr Psychiatry Neurol*, 1995; 8 (suppl 1) S40-S51, and Teri L. Behavioral treatment of depression in patients with dementia. Alzheimer's disease and Associated Disorders, 1994; 8 (suppl E):66-74.

24. Royale DR. Some "depressive" symptoms may not imply depression. *JAGS*, 1997; 45:891-897.

25. Oxman TE. Antidepressants and Cognitive Impairment in the Elderly. *J Clin Psychiatry*, 1996; 56(SUPL 5):38-44.

26. Forsel, Winblad. Major depression in a population of demented and nondemented older people: prevalence and correlates. *J Am Geriatr Soc*, 1998; 46:27-30.

27. Drevets WC. Geriatric depression: brain imaging correlates and pharmacologic considerations. *J Clin Psychiatry*, 1994; 55(9, suppl A):71-81.

28. American Medical Director's Association Clinical Practice Guideline: Depression, 1996.

29. Dentino, et al. IL-6 and depression in older community dwellers. *JAGS*, 1999; 47 (1)–10.

30. Covinsky KE, Fortinski RH, et al. Relation between symptoms of depression and health status outcomes in acutely ill hospitalized older persons. *Annals of Internal Medicine*, 1997; 126:417-425.

31. Risch CJ. Recent advances in depression research: from stress to molecular biology and brain imaging. *J Clin Psychiatry*, 1997; 58(suppl 5):3-6.

32. Dunman R, Heninger GR, Nestler EJ. A molecular and cellular theory of

depression. *Arch Gen Psychiatry*, 1997; 54:597-606.

33. Schneider LS, Small GW, Hamilton SH, et al. Estrogen replacement therapy and response to fluoxetine in a multicentered geriatric depression trail. Fluoxetine Collaborative Study Group. *Am J Geriatric Psychiatry*, 1997; 5:97-106.

34. Ibid.

35. Finkel SI. Efficacy and tolerability of antidepressant therapy in the old-old. *J Clin Psychiatry*, 1996; 57 (Suppl 5)23-28.

36. Danish University Antidepressant Group. Citalopram: clinic effect profile in comparison with clomipramine: a controlled multi-center study. *Psychopharmacology* (Berl), 1986; 90:131-138.

37. Clerc GE, Ruminy P, Verdeau-Pailles J. A double-blind comparison of venlafaxine and fluoxetine in patients hospitalized for major depression and melancholia. The Venlafaxine French Inpatient Study Group. *Int Clin Psychopharmacol*, 1994; 9:39-143.

38. Sturm R, Wells KB. How can care for depression become more cost effective? *JAMA*, 1995; 273:51-58.

39. McFarland BH. Cost-effectiveness considerations for managed care systems: Treating depression in primary care. *Am J Med* 1994; 97 (suppl 5) 47S-58S.

40. Fairman KA, Teitelbaum F, et al. Course of antidepressant treatment with tricyclic versus serotonin selective reuptake inhibitor agents: A comparison in managed care and fee-for-service environment. *Am J Managed Care*, 1997; 3:453-465.

41. Mitchel J, Greenberg J, Finch K. Effectiveness and economic impact of antidepressant medications: A Review. *Am J Managed Care*, 1997; 3:323-330.

42. Smith DA. *Geriatric Psychopharmocology: Pharmacokinetics of Psychotropic Drugs in the Elderly*. Behavioral Health Resource Press, Providence: R.I.,1995.

43. American Medical Director's Association Clinical Practice Guideline: Depression, 1996.

44. Smith DA. *Geriatric Psychopathology Series: CNS Side Effects of Drugs in the Elderly*. Behavioural Health Resource Press, Providence: R.I., 1995.

45. Kaplan R. Obstructive sleep apnoea and depression – diagnostic and treatment implications. *Australian and New Zealand Journal of Psychiatry*, 1992; 26:586-591.

46. Artal M, Sherman C. Exercise against depression. *The Physician and Sports Medicine,* 1998; 26 (10):55-60.

47. King AC, Taylor CB, Haskell WL. Effects of differing intensities and formats of 12 months of exercise training on psychological outcomes in older adults. *Health Psychol*, 1993; 12 (4):292-300.

48. Krause Ann, Goldenhar L, et al. Stress and exercise among the Japanese

elderly. *Soc Sci Med*, 1993; 36 (11):1429-1441.

49. Hartman C, Lazarus LW. Psychotherapy with elderly depressed patients. *Clinics in Geriatric Medicine*, 1992; 8(2):355-362

50. Lazarus LW. *Psychotherapy with geriatric patients in the ambulatory care setting.* In Busse EW, Blazer DG (eds): Geriatric Psychiatry. Washington, American Psychiatric Association Press, 1989: 567-592.

51. Greenburg L, Fink M. The use of electroconvulsive therapy in geriatric patients. *Clinics in Geriatric Medicine*, 1992; 8 (2):349-354.

52. Meyers BS. Late life delusional depression: acute and long-term treatment. *International Psychogeriatrics*, 1995; 7113-124.

53. Depression Guideline Panel. Depression in Primary Care, Volume II, Treatment of Major Depression. Clinical Practice Guideline, No. 5, Rockville, Md.: U. S. Department of Health and Human Services, Public Health Service, Agency for Health Care Policy and Research. AHCPR, No. 93-0551, April, 1993: 23-33.

54. Quitkin FM, McGrath PJ, et al. Chronological milestones to guide drug change. When should clinicians switch antidepressants? *Arch Gen Psychiatry*, 1996; 53:785-792.

55. Depression Guideline Panel. Depression in Primary Care: Volume II. Treatment of Major Depression. Clinical Practice Guideline No. 5. Rockville, Md. Agency for Health Care Policy and Research, April 1993, U. S. Department of Health and Human Services 93-0551.

56. Ardern M, Bergmann K, et al. How long should the elderly take antidepressants: a double-blind placebo-controlled study of continuation/prophylaxis therapy with doxepin. *Br J Psychiatry*, 1993; 162:175-182.

57. Rosenbaum JF, Fava M, et al. Selective serotonin reuptake inhibitor discontinuation syndrome: a randomized clinical trial. *Psychiatry*, 1998; 44:77-87.

58. Hartmann PM. Mirtazepine: a newer antidepressant. *American Family Physician*, 1999; 59(1):159-161.

59. Stimmel GL, Dopheide JA, Stahl SM. Mirtazepine: an antidepressant with noradrenergic and specific serotonergic effects. *Pharmacotherapy*, 1997; 17:10-21.

60. Nutt D. Mirtazepine: pharmacology and relation to adverse effects. *Acta Psychiatr Scand*, 1997; 391(suppl):31-37.

61. Salzman C. Monamine oxidase inhibitors and atypical antidepressants. *Clinics and Geriatric Medicine*, 1992; 8(2):335-348.

62. Gurian B Rosowskye. Low-dose methylphenidate in the very old. *J Ger Psychiatry Neuro*, 1990; 3:152-154.

63. Noar S, et al. Combined tricyclic antidepressants and Ritalin in elderly depressives. *Harefuah*, 1992; 123:251-252, 307.

64. Roose SP, Devanand D, Suthers K. Depression: Treating the patient with comorbid cardiac disease. *Geriatrics*, 1999; 54(2):20-35.

65. Nesse RE, Finlayson RE. Management of depression in patients with coexisting medical illness. *American Family Physician*, 1996; 53(6): 2125-2133.

66. VanDerPol CA, Setter SM, Hunter KA, Pamintuan H. Depression in community-dwelling elders: overcoming treatment obstacles with new antidepressants. *Post Graduate Medicine*, 1998; 103(3): 65-174.

67. Smith DA, Amundson L. *Geriatric Psychopathology: Psychotropic Medication Compliance by Elders*. Behavioral Resources Press, Providence: R.I. 1995.

68. Katon W, VonKorff M, et al. Adequacy and duration of antidepressant treatment in primary care. *Med Care*, 1992; 30: 67-76.

69. Wehr TA, Goodwin FK. Rapid cycling in manic-depressives induced by tricyclic antidepressants. *Arch Gen Psychiatry*, 1979; 36: 555-559.

70. Wehr TA, Goodwin FK. Can antidepressants cause mania and worsen the course of affective illness? *Am J Psychiatry*, 1987; 144:1403-1411.

71. Haykal RF, Akiskal HS. Bupropion as a promising approach to rapid cycling bipolar II patients. *J Clin Psychiatry*, 1990; 51: 450-455.

72. Prudic J, Haskett RF, et al. Resistance to antidepressant medications and short-term clinical response to ECT. *Am J Psychiatry*, 1996; 153: 985-992.

73. Katz I, Hendric HC. Care in the nursing home. *Psychiatric Annals*, 1995; 25 (7):408.

74. Kim E, Rovner BW. Epidemiology of psychiatric disorder in nursing homes. *Psychiatric Annals*, 1995; 25: 409-412.

75. Cohen-Mansfield J, Marx M, Werner P. Agitation in elderly persons: an integrative report of findings in a nursing home. *Internat Psychogeriatrics*, 1992; 4:221-240.

76. Reisberg B, et al. Prevalence of Alzheimer's disease: phenomenology and treatment. *J Clin Psychiatry*, 1987; 48 (suppl 5):9-15.

77. Avorn BW, Gurwitz JH. Drug use in the nursing home. *Ann Intern Med*, 1995; 123:195-204.

78. Chutka DS. *Nursing Home Med*, 1997; 5:180-187.

79. Annabele I, Chouinard G, et al. The Relationship between neuroleptic-induced parkinsonism and tardive dyskinesia. *BIOL Psychiatry*, 1991;29 (suppl 11 S):210S-226S.

80. Barnes Tre, Braude WM. Akathisia variance and tardive dyskinesia. *Arch Gen Psychiatry*, 1985; 874-878.

81. Casey DE. Motor and mental aspect of EPS, *Int Clin Psychopharmacol*, 1995;10:105-114.

82. Casey DE. The relationship of pharmacology to side effects. *J Clin Psychiatry*, 1997;58 (suppl 10):55-62.

83. Tran PV, Dellva MA, et al. Extrapyramidal symptoms and tolerability of olanzapine versus haloperidol in the acute treatment of schizophrenia. *J Clin Psychiatry*, 1997; 58:205-211.

84. Tollefson, GD, Sanger, TM. Negative symptoms: A path analytic approach to a double-blind placebo-and haloperidol-controlled clinical trial with olanzapine. Am June 23, 1998 *Psychiatry*, 1997; 154:466-474.

85. Purdon SE, Jones, BD, et al. *Neuropsychological change in early phase schizophrenia over 12 months of treatment with olanzapine, risperidone, or haloperidol*. Manuscript submitted for publication.

86. Weiden PJ, Aquila R, et al. Switching antipsychotic medications. *J Clin Psychiatry*, 1997; 58 (Suppl 10):63-72.

87. Shiovits T, Welke T, et al. Cholinergic rebound and rapid onset psychosis following abrupt clozapine withdrawal. *Schizophr Bull*, 1996; 22:591-595.

88. Baldessarini R, Gardner D, Garber D. Conversions from clozapine to other antipsychotic drugs. *Arch Gen Psychiatry*, 1996; 52:1071-1072.

89. Still D, Dorson P, Crimson M, et al. Effects of switching inpatients with treatment-resistant schizophrenia from clozapine to risperidone. *Psychiatr Serv*, 1996; 47:1382-1384.

90. Genduso LA, Haley JC. Cost of illness studies in schizophrenia: components, benefits, results and implications. *Am J Man Care*, 1997; 3:873-877.

91. Rosenheck R, Cramer J, et al. A comparison of clozaril and haloperidol in hospitalized patients with refractory schizophrenia. Department of Veterans Affairs Cooperative Study Group on Clozapine in Refractory Schizophrenia. *N Engl J Med*, 1997; 337:809-815.

92. Albright PS, Livingston S, et al. Reduction of health care resources utilization and costs following the use of risperidone for patients with schizophrenia previously treated with standard antipsychotic therapy: Retrospective analysis using the Saskatchewan Health Likable Databases. Clin Drug Invest, 1996; 11:289-299.

93. Viale G, Mecling L, et al. Impact of risperidone on the use of mental health resources. *Psychiatr Serv*, 1997; 48:1153-1159.

94. Glazer WM, Johnstone BM. Pharmocoeconomic evaluation of antipsychotic therapy for schizophrenia. *J Clin Psychiatry*, 1997:58(suppl 10):50-54.

95. Academic Highlights. Atypical antipsychotic agents in the treatment of schizophrenia and other psychiatric disorders. Part 2: special considerations. *J. Clin Psychiatry*, 1998; 59 (6):322.

96. Seroquel Professional Information Brochure; Wong Y W, Ewing B J, et al. Pharmacokinetics of Seroquel in elderly psychotic patients. Presented at the American Psychiatric Association Annual Meeting; May 17-22, 1997 b; San Diego, CA.

97. Seroquel Product Monograph. Wilmington, Del 1997.

●著者紹介

David A. Smith博士は10年以上にわたって，州立病院老年精神医学科科長と包括財政調整法の「長期介護施設における向精神薬使用規制案作成委員会」の副委員長を勤めた。Smith博士は，米国医長会の活発な会員の一人であり，最近，同会の教育委員長に就任した。博士はまた，South Dakota大学の家庭医学と精神科の教授であり，South Dakota州Yanktonで家庭医として開業している。Smith博士は，一般診療に関する高齢者医療と長期家庭介護サービスの領域における第一人者である。

●監訳者紹介

上田　均（うえだ　ひとし）
1955年，北海道出身。盛岡市立病院精神科科長
主な関心領域は臨床精神薬理，総合病院精神医学。
共著・共訳として『総合病院精神医学マニュアル』（共著：医学書院，1999），『MGH総合病院精神医学マニュアル』（共訳：メディカル・サイエンス・インターナショナル，1999）。2000～2001年，『臨床精神薬理』誌に「薬の使い方シリーズ；Risperidoneを使いこなす」（酒井明夫と共著）を連載。

酒井　明夫（さかい　あきお）
1950年，福島県出身。岩手医科大学神経精神科教授
主な関心領域は精神医学史，医学哲学，総合病院精神医学。
共著・共編として『精神医療の歴史』（分担執筆：中山書店，1999），『文化精神医学序説：病い・物語・民族誌』（共編・共著：金剛出版，2001），『生命倫理事典』（共編：太陽出版，2002）などがある。

●訳者紹介

道又　利（みちまた　さとし）：第Ⅰ章，第Ⅵ章担当
1961年，岩手県出身。岩手医科大学神経精神科講師
モットー：多領域の境界から見回す。

伊藤　欣司（いとう　きんじ）：第Ⅱ章，第Ⅲ章担当
1961年，福島県出身。岩手医科大学神経精神科講師
モットー：患者さんが安心して受けることができる医療を心がけること。

北畠　顕浩（きたばたけ　あきひろ）：第Ⅳ章担当
1964年，青森県出身。岩手県福祉総合相談センター障害保健福祉部部長
モットー：堅実な路線を自ら選択するより，好奇心に振り回されるほうが好み。

川村　諭（かわむら　さとし）：第Ⅳ章担当
1969年，岩手県出身。総合水沢病院精神科医長
モットー：1つの治療可能性は，多くの操作的診断より常に重要である。

及川　暁（おいかわ　あきら）：第Ⅴ章担当
1967年，岩手県出身。岩手医科大学神経精神科講師
モットー：一所懸命。

高齢者のための新しい向精神薬療法

2003年3月1日　初版第1刷発行

監　訳　上田　均・酒井　明夫
発行者　石澤　雄司
発行所　㈱ 星 和 書 店
　　　　東京都杉並区上高井戸1-2-5　〒168-0074
　　　　電話　03(3329)0031(営業部)／03(3329)0033(編集部)
　　　　FAX　03(5374)7186

ⓒ2003　星和書店　　　　Printed in Japan　　　　ISBN4-7911-0493-5

気分障害の臨床
エビデンスと経験

神庭重信、坂元薫、樋口輝彦　著

A5判
286p
3,800円

痴呆の基礎知識
医学的知識・ケア・予防法をわかりやすく

宮里好一　著

四六判
264p
2,200円

精神科ハンドブック(2)
気分（感情）障害

大原健士郎　監修

B6判
228p
4,000円

躁うつ病の脳科学
方法論から臨床研究まで

神庭重信　編

A5判
上製
448p
6,680円

M.I.N.I.
精神疾患簡易構造化面接法

シーハン、ルクリュビュ　著
大坪、宮岡、上島　訳

A4判
56p
2,800円

発行：星和書店　　　　　　　　　　　価格は本体(税別)です

精神保健福祉法
（2002年施行）
その理念と実務

金子晃一、伊藤哲寛、平田豊明、川副泰成 編

A5判
288p
2,980円

現代精神薬理学の軌跡
新しい精神科薬物治療をめざして

村崎光邦 著

B5判
函入
636p
14,000円

脳卒中における臨床神経精神医学
脳血管障害後の認知・行動・情動の障害

R. G. Robinson 著
遠藤俊吉、木村真人 監訳

A5判
532p
5,800円

[改訂新版 2001] 精神治療薬大系
上巻・中巻・下巻

三浦貞則 監修
上島国利、村崎光邦、八木剛平 編集

A5判
上6,800円
中6,800円
下4,400円

脳波レポートの読み方
所見・判定の背後にある事実を想起する

齋藤正範 著

B5判
152p
3,800円

発行：星和書店　　　　　　価格は本体（税別）です

精神科治療薬の処方ガイドライン
[モーズレイ2001年版]
SDA,SSRI,SNRI等の使用方法も詳細に解説

ティラー 他編著
鈴木映二、八木剛平 監訳

B5変形
248p
2,800円

〈2001年 改訂新版〉
こころの治療薬ハンドブック
1薬剤を見開きでわかりやすく解説

青葉安里、諸川由実代 編

四六判
224p
2,600円

〈スタールのヴィジュアル薬理学〉
抗精神病薬の精神薬理
非定型抗精神病薬を詳しく解説

S.M.Stahl 著
田島、林 訳

A5判
160p
2,600円

セロトニンと神経細胞・脳・薬物
セロトニンを理解し、新薬の可能性を探る

鈴木映二 著

A5判
264p
2,200円

向精神薬の等価換算
抗精神病薬、抗パーキンソン薬、抗うつ薬、抗不安薬・睡眠薬に分けて紹介

稲垣、稲田、藤井、八木 他著

四六判
164p
3,300円

発行：星和書店　　　　価格は本体(税別)です